任何颈椎有问题的人

都可以通过阅读本书

养成远离颈椎病的生活习惯

更好地保持头部平衡，缓解颈椎压力

使颈椎拥有足够的稳定性和灵活性

从而预防和缓解颈椎病

Cervical Vertebra

颈椎

使用说明书

主编 | 林定坤

人民卫生出版社
·北 京·

图书在版编目（CIP）数据

颈椎使用说明书 / 林定坤主编. -- 北京 ：人民卫生出版社，2025. 11. -- ISBN 978-7-117-38025-6

Ⅰ. R681. 5

中国国家版本馆 CIP 数据核字第 2025J1M221 号

人卫智网	www.ipmph.com	医学教育、学术、考试、健康，购书智慧智能综合服务平台
人卫官网	www.pmph.com	人卫官方资讯发布平台

颈椎使用说明书

Jingzhui Shiyong Shuoming Shu

主　　编：林定坤
出版发行：人民卫生出版社（中继线 010-59780011）
地　　址：北京市朝阳区潘家园南里 19 号
邮　　编：100021
E - mail：pmph @ pmph.com
购书热线：010-59787592　010-59787584　010-65264830
印　　刷：廊坊一二〇六印刷厂
经　　销：新华书店
开　　本：889 × 1194　1/32　　印张：7
字　　数：163 千字
版　　次：2025 年 11 月第 1 版
印　　次：2025 年 12 月第 1 次印刷
标准书号：ISBN 978-7-117-38025-6
定　　价：59.80 元
打击盗版举报电话：010-59787491　E-mail：WQ @ pmph.com
质量问题联系电话：010-59787234　E-mail：zhiliang @ pmph.com
数字融合服务电话：4001118166　E-mail：zengzhi @ pmph.com

颈椎使用说明书

主　　编　林定坤

副 主 编　侯　宇　黄俊翰　蔡颖怡

编　　者　（按姓氏笔画排序）

王万舜　韦以锋　毛跃霞
朱之曦　杨美平　陈　丹
罗俊华　柳　林　胡天宏
胡　佩　贺丽平　高泽辉
黄顺颖　黄澄宇　康清洋
葛志林　彭友春

插图绘制　郑文穗

总序

2023 年是广东省中医院建院 90 周年。作为中国近代史上历史最为悠久的中医医院，广东省中医院自 1933 年建院初期，就以振兴、发展中医药事业和为人民群众提供优质的中医药健康服务为己任，一代代广东省中医院人赓续“上医医国，先觉觉民”的红色血脉，砥砺奋进，勇毅前行。

90 年筚路蓝缕，90 年初心弥坚。长期以来，我们始终高度重视中医药文化弘扬和健康科普传播工作，以人民群众健康需求为导向，充分发挥名院、名科、名医、名药等优势资源，不断创新载体，注重医媒融合，为人民群众全生命周期健康保驾护航，为健康中国建设贡献力量！

值此医院 90 华诞之际，在上级主管部门的指导下，在人民卫生出版社的大力支持下，我们组织编写这套“献给大家的健康书系列”，作为送给大家的一份特殊的礼物。

这套丛书由医院呼吸科、妇科、脾胃病科、治未病中心、骨伤科、耳鼻喉头颈科、心理睡眠科及脑病科等多个国家级重点专科的团队精耕细作而成，联袂为大家奉上一套健康大餐。在这里，您可以学习国医大师邓铁涛老先生的百岁养生法，可以了解厨房里的膳食养生智慧，还可以了解什么是正确的呼吸方式、如何保护我们脆弱的颈椎、怎样睡得更好……希望这套丛书能够成为您健康的加油站。

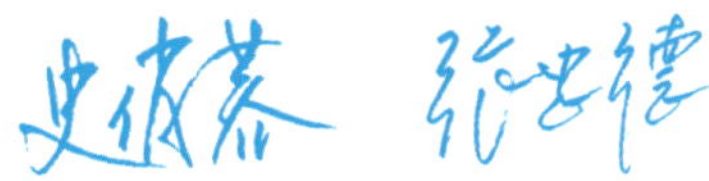

2023年9月

前言

无论在什么时代，每个人正常、快乐的生活都需建立在健康的基础之上。随着智能手机和平板电脑等现代科技产品的普及，以及生活方式、工作方式的“现代化”改变，人的颈椎承受了更大的压力，从而引起颈部各种不适，甚至导致颈椎病的发生。

众所周知，颈椎支撑头部，并且和头部一起活动，与其他器官一样，过度使用和/或不当使用，必然会导致颈椎损伤；颈椎里有脊髓、神经通过，脊髓是人体的生命中枢，颈椎如果发生故障，轻则颈痛、活动受限，重则引发生命危险。

颈椎病的发病率高，且已呈现年轻化趋势，很多年轻人因颈椎使用不当而患上颈椎病，按照人体的自然发展规律，疾病会随着年龄增长而加重，并且伴随终身。更令人担心的是，颈椎使用不当还常见于儿童青少年，他们的颈椎尚且稚嫩，未发育成熟，在需要加以保护以便茁壮成长的阶段，也受到了影响，可想而知，他们长大以后的颈椎状态，会更加让人担忧。

当今，我们全面推进健康中国战略，目标为实现全民健康，一老一小的健康尤其被关注。而颈椎病的发病年龄可从少年到老年，可见其危害之广，影响之深。颈椎病属于退行性病变，退化的进程不仅与遗传有关，更与姿势、行为、外伤有着莫大的关系。这个结果告诉我们，颈椎退化无法避免，但颈椎病的进程却可以干预，同时也让我们看到了希望，只要改变不良姿势、避免损伤，就能大大改变颈椎病的进程，少患病、少患重病。

岐黄学者、广东省名中医林定坤教授特别关注颈椎健康和颈椎病的防治，带领团队研究工作、生活、运动等各个场景下不同姿势对颈椎的影响，结合 30 余年的临床颈椎病诊疗经验，精心编写了这本《颈椎使用说明书》，告诉读者如何从改变姿势、行为入手，达到维持颈椎健康、预防颈椎病的目的。

本书力求以通俗易懂的语言、图文并茂的形式，从颈椎的基础知识讲起，逐步深入到颈椎病的预防、治疗、养护，帮助读者全面认识颈椎，了解颈椎病的危害，并掌握正确的颈椎养护方法。第三章至第六章为本书的核心，带领读者深入到学习、工作、休闲、娱乐、睡觉及运动等多个场景中，详细讲解颈椎的正确使用方法及生活起居中的注意事项。

本书的内容，还照顾到不同年龄阶段和职业的人群，提供针对性的内容，如儿童学习时的正确坐姿、白领高强度工作时如何缓解颈肩疲劳、主妇在家务中如何减少低头；“枕头伴侣没选好，惹出麻烦真不小”中介绍如何根据体型、年龄和睡眠习惯个性化选择枕头，帮助大家在睡觉中养护颈椎；“运动方式选正确，练完颈椎都说好”则介绍颈椎简单易学且有实效的运动方法，同时也指出了社会上流行的颈椎养护内容中的一些误区。

总而言之，《颈椎使用说明书》是一本集知识性、实用性和指导性于一体的颈椎健康指南。希望通过这本书的传播和普及，能够帮助更多的人了解颈椎健康的重要性，掌握正确的颈椎护养方法，树立正确的用颈理念，从而远离颈椎病的困扰，享受健康美好的生活。

《颈椎使用说明书》编写团队

2025 年 10 月

目录

要想颈椎生病少，认识、了解免不了

颈椎突然闹情绪，常见故障先知晓

颈椎使用有讲究，生活起居皆学问

枕头伴侣没选好，惹出麻烦真不小

自我保健有妙招，小病小痛不求人

颈椎问题真不少，知悉防患保健康

要想颈椎生病少，

认识、了解免不了

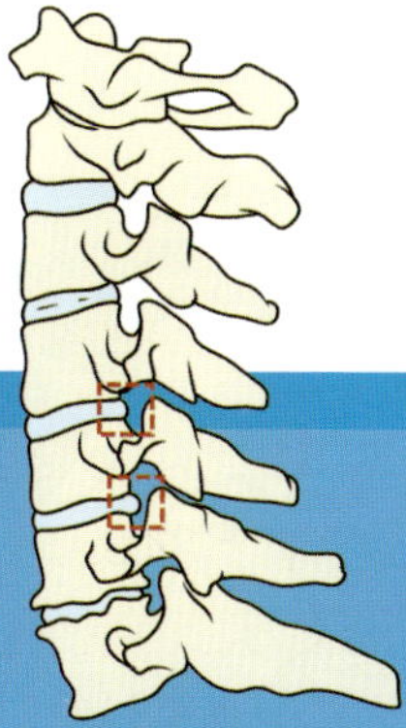

一、

你知道颈椎的形状和作用吗

颈椎是指颈部的骨质结构、椎间盘、韧带及椎管内的脊髓等结构（图 1-1-1）。颈椎想要发挥作用，这些结构缺一不可。

骨质结构主要起到支撑作用，而颈椎的活动则需要依靠外周的软组织，尤其是肌肉，同时还需要稳定性的结构来维护，如小关节和韧带等。此外，脊髓功能正常也是颈椎功能正常的前提。

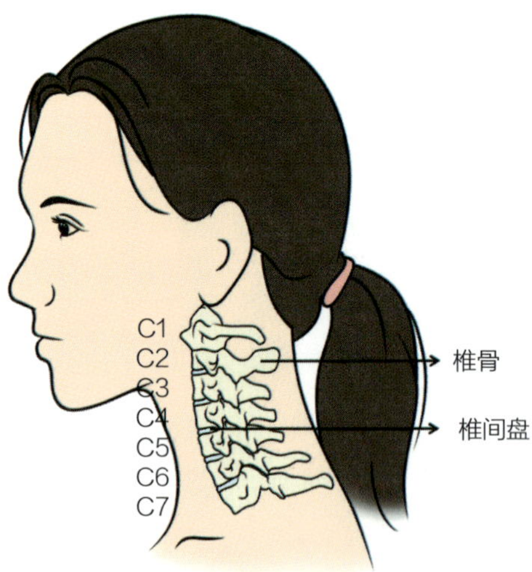

图 1-1-1　颈椎

颈椎位于颈部，是人体脊柱上部的结构，连接头部和胸部，上托头颅，下接第 1 胸椎。颈椎有 7 块椎骨、5 个椎间盘（第 1、第 2 颈椎间无椎间盘），上下有韧带连接，周围有肌肉、血管、神经和皮肤等组织包绕，单个颈椎的结构如下图。

第 1 颈椎（寰椎）和第 2 颈椎（枢椎）在形态上与其他颈椎不同。寰椎没有典型的椎体和椎弓，而是由前后两个弓和两个侧块组成。（图 1-1-2）。

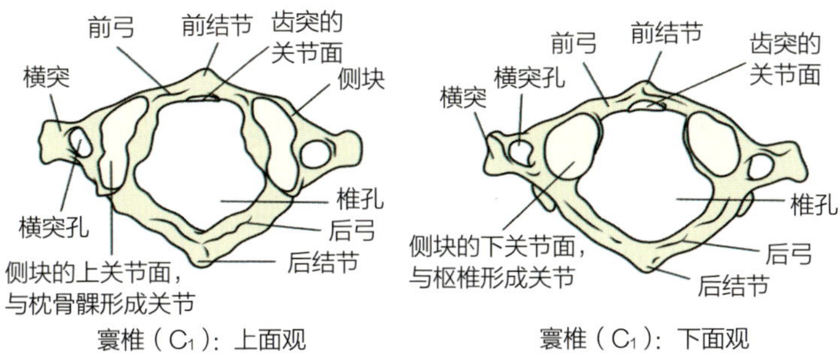

图 1-1-2　寰椎

枢椎有形似牙齿的特殊突起，它与寰椎形成了一个独特的寰枢关节，使得头部、颈部能够左右转动、点头和仰头（图 1-1-3）。

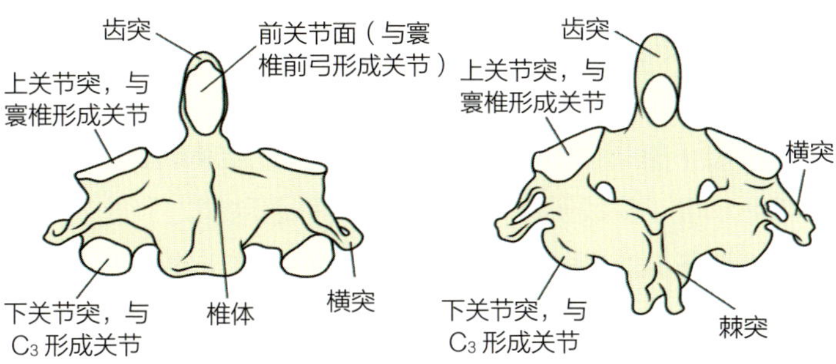

图 1-1-3　枢椎

第 3 颈椎至第 7 颈椎的结构相对典型，包括椎体、椎板、椎弓根、上关节突、下关节突、棘突、横突、椎间孔等基本组成部分，椎板与椎体间有一个空洞，称为椎孔，椎体的椎孔连接起来形成椎管，内有脊髓（图 1-1-4）。

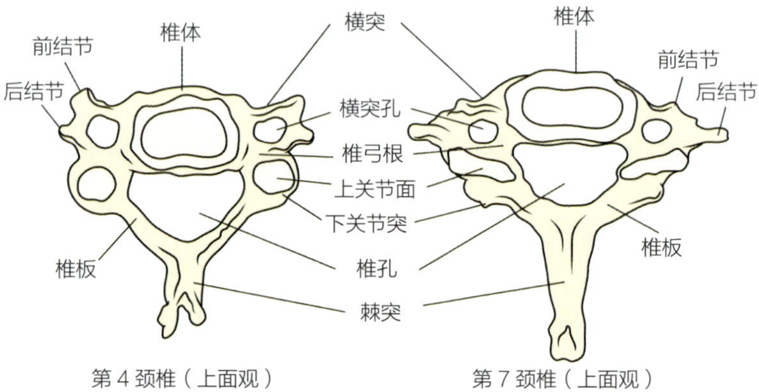

图 1-1-4　第 4 颈椎和第 7 颈椎

脊髓，是人体中枢神经系统的一部分，是周围神经与脑之间的通路。在椎管内的脊髓依次被软的软脊膜、蛛网膜和硬脊膜包裹，蛛网膜与软脊膜之间的空腔称为“蛛网膜下腔”，其中充满脑脊液，起到营养、代谢、缓冲的作用，外面又被椎体、椎弓根、椎板等骨质结构包裹（图 1-1-5）。

位于上下椎骨间的椎间盘是非常重要的结构，具有一定的弹性和活动度，使颈部具有屈伸和旋转等活动能力（图 1-1-6）。但这种活动形式，使椎间盘承受了除上方压力之外的屈伸和旋转应力，因而椎间盘更容易退变和出现慢性损伤，在强烈外力的作用下也容易引起急性损伤，如椎间盘突出，是引发颈椎病的重要因素。

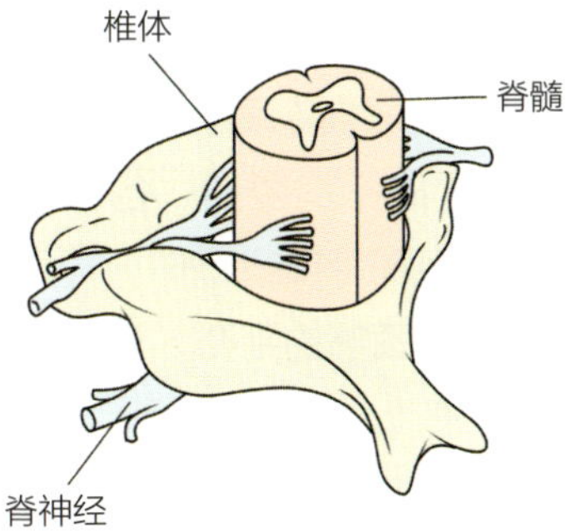

图 1-1-5　脊髓

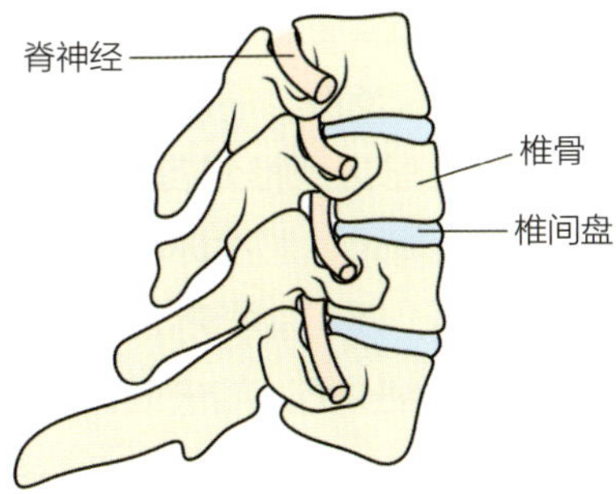

图 1-1-6　椎间盘

上下椎体间的前后，由完整的韧带连接起来。这些具有韧性的纤维带，主要作用是加强椎骨间的稳定性。颈部韧带包括前纵韧带、后纵韧带、黄韧带、棘间韧带和项韧带（图 1-1-7）。韧带比较坚韧，具有一定的弹性，但过度牵引也容易出现退变和慢性损伤。

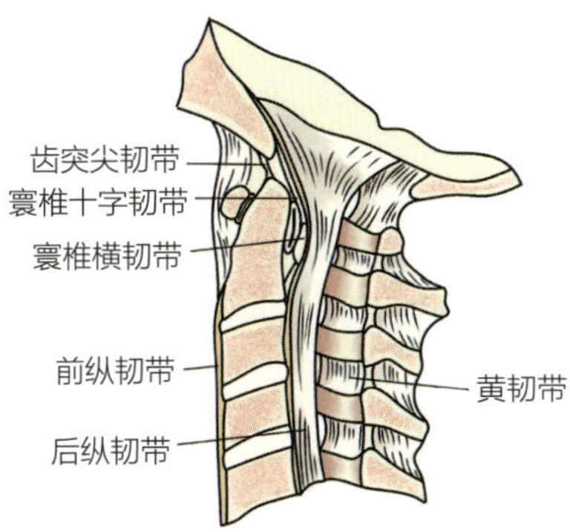

图 1-1-7　韧带

颈椎骨、椎间盘及韧带的周围有丰厚的肌肉，是维持颈部姿势和颈部活动的力量源泉，也是维持颈椎稳定、保护血管与神经的重要组织（图 1-1-8）。肌肉和筋膜组织有力量、有弹性，由神经支配，平时前后左右平衡用力，维持颈部的生理位置，并能配合颈椎做各种运动。长时间的不良姿势、各种创伤，以及冷风、湿冷环境等，可使肌肉出现劳损或损伤，导致肌肉酸痛，还可能影响颈椎的功能活动及颈部的平衡，进而出现颈椎间盘损伤，加快退变。

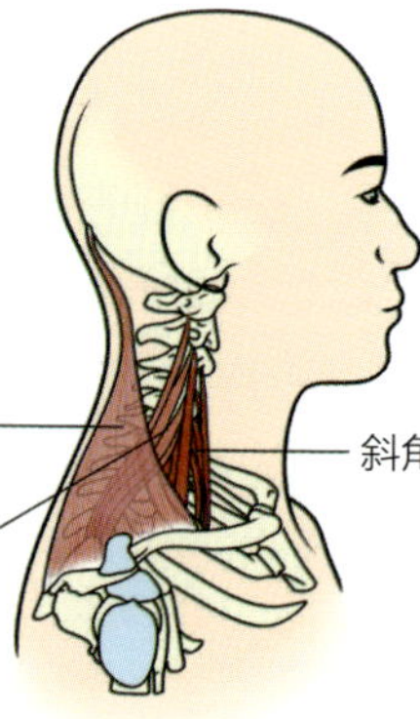

图 1-1-8　颈部肌肉

认识颈椎要有整体观，全面了解椎骨、椎间盘、椎管和周围的肌肉，以及椎管内的脊髓、神经根等，要将颈椎视作一个整体来考虑。

二、

颈椎是喉咙要塞，关乎性命

颈椎是脊柱的最上部分，它有多种重要功能，如支撑头部、使头部灵活运动、保护脊髓和神经根、传递神经信号等。

日常生活中许多头颈部的频繁活动，包括竖立、转头、低头、抬头等，依靠颈椎、椎间盘、韧带和周围的神经、肌肉等组织的协同作用。

颈椎的椎管里有最重要的组织——脊髓，它连接大脑和全身，属于中枢神经系统（图 1-2-1）。顾名思义，脊髓是枢纽、中转站，无论是全身的神经信息传送到大脑，还是大脑的信息传输到全身，都需要通过脊髓（图 1-2-2）。

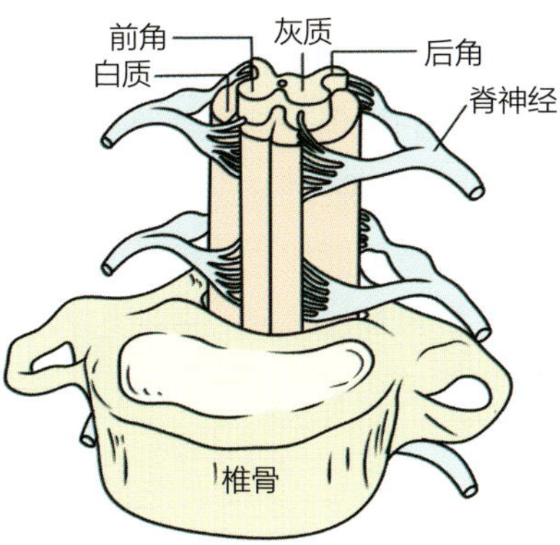

图 1-2-1　脊髓

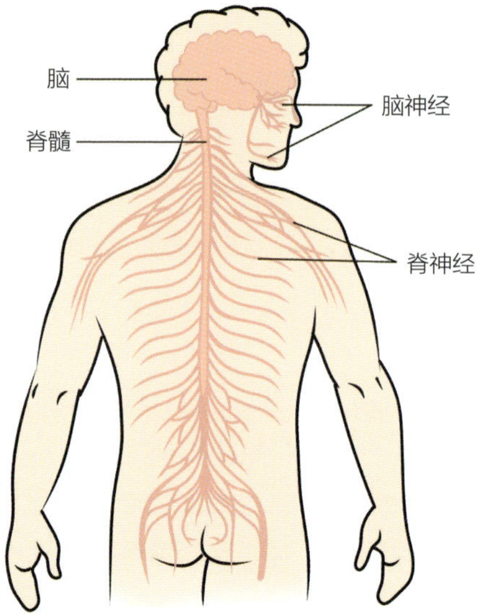

图 1-2-2　脊神经

椎管和髓鞘保护着脊髓，以免受外界的伤害。但颈椎会退变，严重者出现滑脱，椎管变形，脊髓受压，出现慢性脊髓损伤，从而导致脊髓病；外伤还可能导致颈椎骨折、脱位，直接严重损伤脊髓，导致瘫痪等问题，严重影响生命健康。

当颈脊髓出现问题，相当于信号通路断了，不仅影响上肢的活动和感觉，还影响内脏的功能，影响下肢的活动和感觉，严重者性功能和二便功能也受影响。颈脊髓损伤，轻则上下肢出现麻痹乏力，重则高位截瘫，同时也容易引起内脏功能失调，如出现心律失常（心慌、心率加快）、呼吸无力、胃肠麻痹等。

三、

你知道颈椎的发育和衰老跟年龄的关系吗

1. 儿童青少年——发育阶段，柔软易损伤

颈椎特点：新生儿出生时，脊柱椎骨由软骨逐渐骨化，脊柱非常软，呈轻微后凸，没有颈椎曲度；出生后 3 个月左右，随着抬头动作的出现，颈椎向前凸，进而形成颈椎生理性曲度，也就是第 4、5 颈椎向前凸起的弧度（图 1-3-1）。

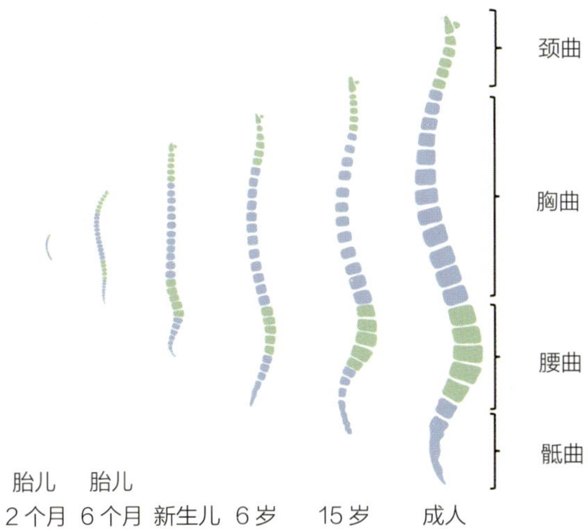

图 1-3-1　脊柱生理曲度

儿童的颈椎椎骨发育未成熟，仍然有较多的软骨，不仅椎体小，骨质尚未发育好，椎间盘连接上下椎体，椎间盘内的髓核含有更多的水分，如同“果冻”，容易变形，因此颈椎很软，活动度大。因其肌肉发育尚未完善，如果受到强烈外力作用，也容易受损伤。

儿童的第二节颈椎如果有齿状突发育异常，很早就会出现寰枢椎脱位，出现歪脖子；而颈椎正常发育的儿童，在 12 岁以前，此时如有上呼吸道感染，可能会引起第一、二节椎体间的韧带、关节囊松弛，从而发生寰枢关节半脱位，也会出现歪脖子。

青少年颈部的肌肉、韧带、椎骨和椎间盘等生长发育较快，骨骼结构正在逐渐发育成熟，里面的脊髓和神经也逐渐发育并接近成熟。正常情况下，此时的颈椎椎间盘富含水分，具有较好的弹性和力量，能更好地活动，也相对稳定，其正常的生理前凸也较为明显。

然而，现在由于生活方式与学习的问题，**很多青少年低头时间长，行走的时间短，原本适应行走功能而出现的颈椎生理前凸由此受到巨大的影响，许多学生的颈椎生理前凸消失，甚至出现病理性反弓。**许多青少年出现颈痛和肌筋膜劳损，甚至椎间盘退化 [磁共振成像（MRI）检查发现椎间盘信号异常]。

健康风险提醒：虽然儿童、青少年的颈部柔软性好，不容易出现疼痛，但由于颈椎骨质与软组织发育不成熟，其实更容易出现损伤，尤其是在过度活动的时候，所以，大家要避免运动中的意外损伤；同时，也要重视日常生活中不良姿势所导致的慢性劳损。骨骺、椎间盘及脊髓等损伤，可能会影响孩子一辈子，需要家长加以注意。

2. 成年人——稳定阶段，承受负荷大

颈椎特点：人成年后，颈椎结构相对稳定，椎体和椎弓成熟，椎间盘保持一定的弹性，颈部的软组织也发育成熟。此时的颈部灵活且有力量（图 1-3-2）。

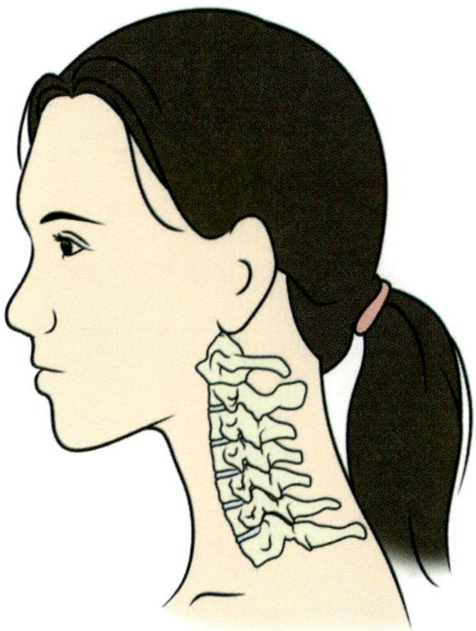

图 1-3-2 成年人颈椎

正常人群，椎间盘退变始于 25 岁前后，此后水分减少，进入缓慢而长久的退化阶段。当然，早期的椎间盘退化肉眼看不到，X 线片也看不到。椎间盘退化后其高度会下降，椎体之间出现松动，进而引发韧带和关节突的退变。

这个年龄段的人群，工作时间比较长，低头机会比较多，颈部肌肉容易劳损，长时间低头加扭转，容易出现椎间盘突出。之后便可能出现骨质增生等关节退行性改变。一部分有先天畸形的人，如发育性椎管狭窄者，更容易出现颈部疼痛和

手麻等症状。

健康风险提醒：由于正处于生活、工作和社交活动最为频繁的阶段，成年人的颈椎经常承受一定的负荷，可能会面临颈部疼痛、颈椎间盘突出症等问题。因此，保持正确的姿势并进行适当锻炼和定期检查，对于预防和及时治疗颈椎问题非常重要。

3. 中老年——颈椎退变阶段，疾病频繁发生

颈椎特点：随着年龄的增长，中老年人群颈椎的骨质退变加快且相对严重，椎间盘逐渐失去营养的来源，并且劳损已经存在一段时间，甚至已经达到比较严重的程度，所以会出现椎间盘突出、椎管狭窄等问题（图 1-3-3）。

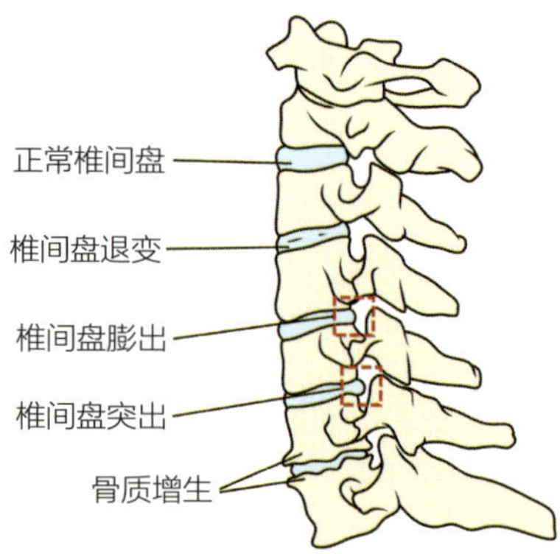

图 1-3-3　颈椎退行性改变

此外，中老年群体还存在明显的肌肉退化，相当于颈椎的保护装置也出现了问题，在保护能力下降的同时，也加快了颈椎退变。因此，颈椎病好发于中老年群体，而且其颈椎病也会

比较严重。

当颈椎增生明显者进入高龄阶段，增生会由颈椎退变的失稳期转为稳定期，许多小关节和椎间关节因骨质增生而接近融合，出现颈部僵硬的同时疼痛也会减少。

同时，骨质和韧带的增生会使椎管狭窄的概率增大，进而增加神经受压的可能性。大多数中老年人群的神经根和脊髓，对于增生刺激有一定的耐受力，在神经和脊髓轻中度受压的情况下，只有少数人会出现神经损伤的表现。

健康风险提醒：随着年龄的增长，颈部的柔韧性会下降，颈椎退行性变会更明显，这是正常现象。过分强调老年人群颈部的活动度是违反自然规律的，应减少大幅度活动尤其是快速转动颈部的活动。

同时，老年人不必也不应强调恢复颈椎曲度。老年人颈椎曲度变直是由于老年人椎间盘退化明显，颈椎前方高度下降，而后方的关节突处的高度没有同步下降，进而出现颈椎曲度变直甚至反弓。这种老年人颈椎退变所造成的曲度改变是无法逆转的，不应盲目纠正。有症状者及时就医，定期通过 X 线片和 MRI，了解自身颈椎包括脊髓状态，合理运动增强颈部肌力，保持健康的生活方式，才是中老年人群保护颈椎健康的核心原则。

颈椎突然闹情绪，常见故障先知晓

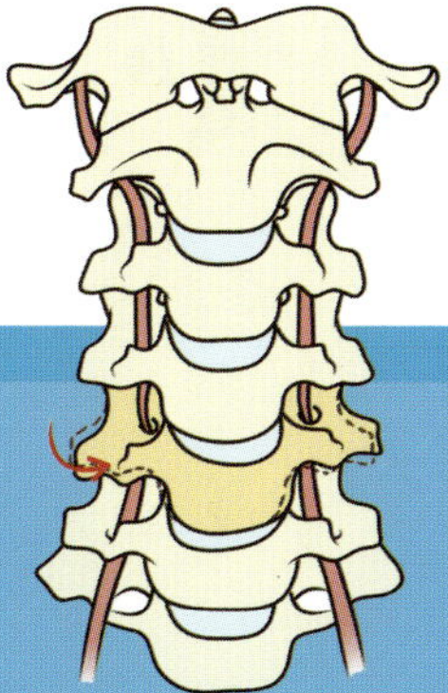

一、

儿童突发歪脖子，一问二查颈脱位

一位 6 岁左右的小朋友，一进诊室，就冲着医生来了一个可爱的“歪头杀”（图 2-1-1）。

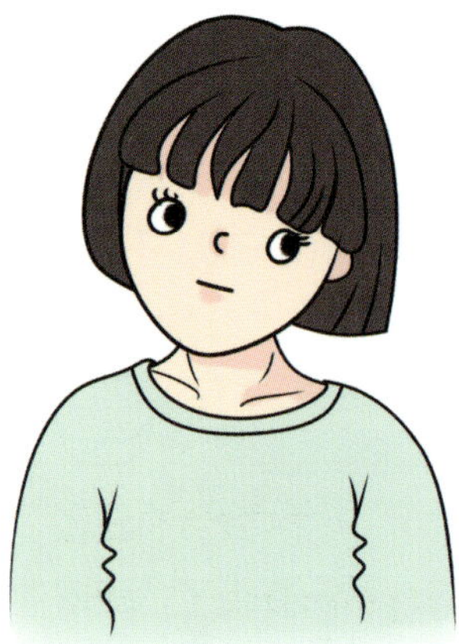

图 2-1-1　儿童歪脖子

然而，旁边伴随的却是家长焦急的声音：“医生，你快看看，孩子的脖子几天前突然歪了，怎么都摆不正，都快急死了。”

医生一边安抚着家长的焦虑情绪，一边哄着小朋友进行了详细的查体，通过触诊发现，孩子颈部歪斜、转动困难，便让家长先带着孩子去拍了一张寰枢关节张口位X线片以及颈椎CT。寰枢关节张口位X线片及颈椎CT可见孩子歪脖子的原因——寰枢关节半脱位。寰枢关节张口位X线片及颈椎CT可见寰齿间隙两侧宽度不相等，寰齿间隙增宽，从而明确寰枢关节半脱位的诊断（图2-1-2）。

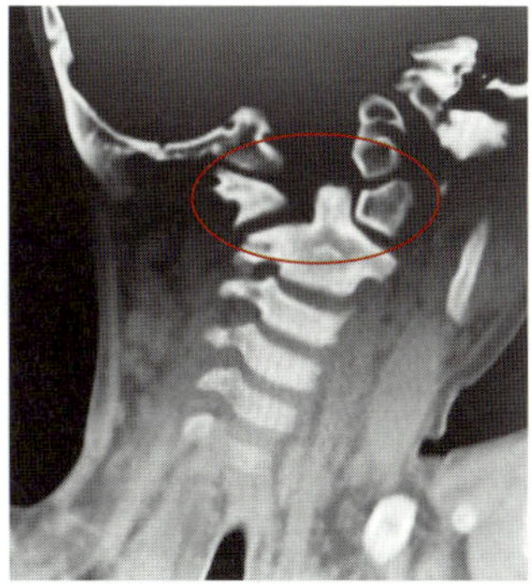

图2-1-2　寰枢关节半脱位CT

寰枢关节半脱位（atlantoaxial subluxation，AAS）是指第1、2节颈椎的对位关系发生改变，出现部分错位，但未完全分离。

寰枢关节半脱位多发生于6岁左右儿童。儿童头重身轻，但颈部肌力、韧带却相对薄弱，这时维持颈椎稳定的寰椎侧块、钩突发育尚不完全，咽后壁发育不完全，这些都是导致儿童寰枢关节半脱位发病率高的原因，常常在外伤或是感冒、口咽部细菌感染后发病。除了颈部歪斜，通常颈部会出现疼痛。

这种半脱位，患者平卧时很容易复位，这时维持固定，等韧带修复了，关节的位置恢复稳定，半脱位就好了。

所以，医生会让患者取卧位，摆正其头部，用枕颌带牵引2周，多数可以愈合；也可复位后用颈椎支具固定患者颈部3～4周。治疗期间，患者颈部不参与运动，牵引治疗需要卧床，吃喝、大小便时要起床，都需要佩戴颈托。

如果居家制动时间不够充足，总是起起坐坐、活动颈部，那么就很容易出现反复脱位，导致长达数月的歪脖子，影响孩子的身心健康。

二、

少年伏案勤学习，颈部劳损也是病

阅读、记笔记、写作业……处于学习阶段的青少年，一天的 24 小时里起码有 8 小时以上都伏案于桌前，有时候课业还没完成，肩颈酸软就先找上了门，更有甚者还会出现疼痛、头晕等情况，不仅影响学习效率，更影响身心健康。

多数人最早出现的症状便是颈后部肌肉酸胀不舒服，严重时会出现疼痛，低头时更明显。虽然大部分青少年的颈椎未发生椎间盘突出等实质性病变，但普遍存在颈部劳损。

长时间伏案低头，颈后部肌肉和筋膜被拉紧，处于紧张状态的时间一长，就很容易产生劳损，部分劳损没有症状，部分劳损会出现疼痛、活动受限等症状。

与此同时，颈部与肩部的肌肉相连，如肩胛提肌、斜方肌等，肌肉、肌筋膜以及肌肉起止点间有损伤，都会引起肌肉的慢性劳损。

此时，正确的阅读和书写姿势就显得尤为重要，中间起身活动一下身体、适当自我按摩、热敷，对减少颈部疲劳来说都是行之有效的。

三、

颈椎变直有祸根，长期低头要负责

门诊中，常常会遇到患者朋友拿着报告单问：“医生，我的颈椎有问题，报告说颈椎变直，严不严重啊？”

人们长期久坐、睡姿不当、低头玩手机等不良习惯，尤其是长期低头，颈椎生理曲度被迫处于变直或反弓状态，加上颈后肌肉乏力，颈前的肌筋膜变紧，颈椎的生理前凸就可能消失，当颈椎生理曲度不能恢复，这时X线片检查就会提示颈椎变直、反弓，这说明颈椎已经处于筋骨失衡的状态，会导致颈椎退变进程的加速（图2-3-1）。

颈椎生理曲度改变会引起颈椎椎间盘、小关节、外周肌肉及韧带等结构均受到异常的应力，不仅会出现颈部僵硬难受，还会加速椎间盘退变，情况严重的话，还可能压迫血管、神经或脊髓。

大家了解到颈椎生理曲度改变大多数是由不良姿势引起的，就需要多走路和运动，调整坐姿、站姿，通过正确的锻炼方式来改善和恢复颈椎生理曲度。

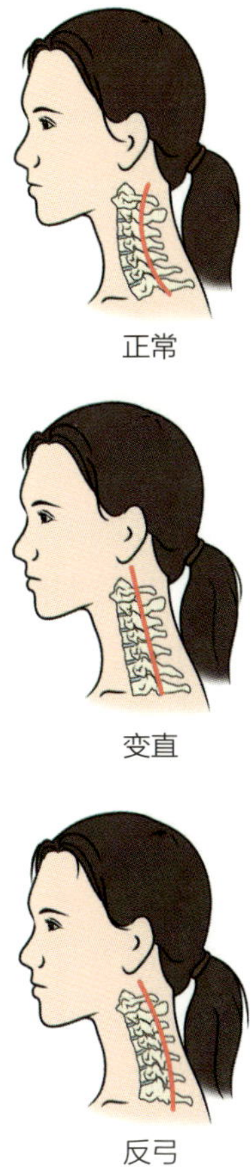

图2-3-1 颈椎生理曲度改变

四、

头晕难受原因多，颈椎错位要解除

有些人头晕起来，动辄头部昏昏沉沉，学习和工作不得劲，甚至感觉天旋地转，起身走路都困难，要揪出背后的病因却并非易事。引起头晕的原因有很多，包括脑部疾病、血管问题、前庭病变及颈椎病变等。

与颈椎病相关的头晕，主要是由第 1、2、3 节颈椎失稳、错位引起的，人往往表现为头晕昏沉，伴随着后脑勺和耳后胀痛、眼花等。

长期低头伏案，低头加上扭头的不良姿势维持时间超过半小时，就可能引起肌肉疲劳和紧张，反复如此可能引起错位。有时候这种错位也和运动有关，比如打球，一侧肢体过度发力，左右两侧的肌肉对颈部的牵拉力不平衡，加上甩头，也会导致上颈椎关节错位。颈椎的不同节段都可能引起错位，椎动脉和交感神经都可能受到刺激，从而让人产生头晕症状（图 2-4-1）。

颈椎椎管狭窄后压迫脊髓，也会出现头晕症状。这种属于脊髓型颈椎病，是比较严重的疾病，需要尽早就医，医生结合核磁共振检查明确诊断，并及时进行积极干预。

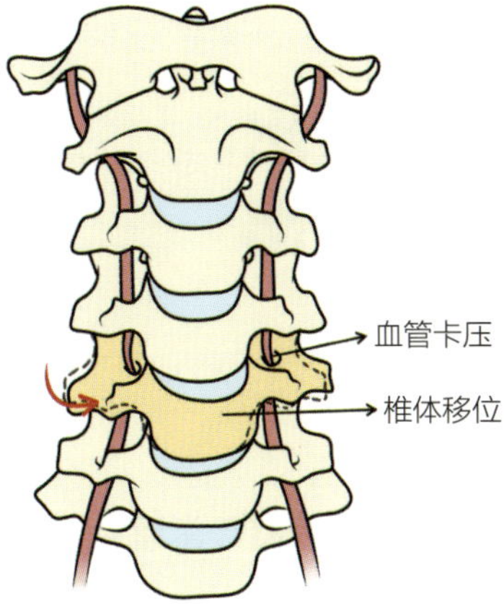

图 2-4-1　错位引起头晕的机制

颈椎小关节错位主要通过手法进行复位。医生首先是明确诊断，依据患者外伤史、疼痛特点和颈部僵硬等体征，加上 X 线片排除其他疾病。有经验的骨伤科医生，可以通过触诊找到痛点，即关节错位点，以此做出定位、定向判断，然后进行手法调节。一旦复位，效果立竿见影，患者颈部能够立即感到放松，几分钟内疼痛、头晕等症状消失。患者再通过针灸理疗，缓解软组织挛缩，部分错位的关节也能自动复位，头晕症状便会随之而解。

脊髓型颈椎病引起的眩晕，通常比较顽固，不能随便进行复位治疗，反而需要制动以减少对脊髓的刺激，并进行系统治疗。

五、

工作业绩很突出，不料间盘也突出

正值青春大好年华，青壮年常埋头工作，撸起袖子加油干，以期干出自己的一番事业。付出总会有收获，坚持一段时间后，工作能力突出、业绩突出，然而也有少数人椎间盘也突出了！

椎间盘连接椎体，富有弹性，能缓冲压力，脊柱的屈伸活动全都落在椎间盘上，旋转活动发生在寰枢椎上同时也发生在椎间盘上。**所以，椎间盘跟椎体一样，要承担头部上方下压的重力以及颈部活动带来的不良应力，要比椎体累得多。再加上椎间盘是软的，更容易受伤，最怕长时间低头加扭转的应力（图 2-5-1）。**

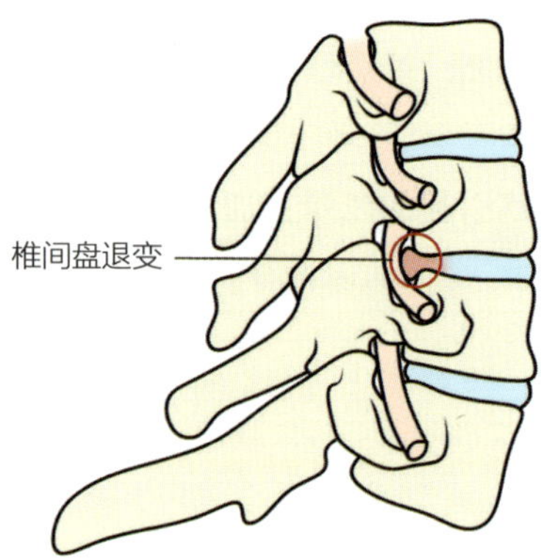

图 2-5-1　椎间盘退变

所以，大家若长时间低头工作不注意中间休息，加上业余生活也是长时间低头弯腰，椎间盘退化就会加快。与此同时，颈部受寒也对椎间盘有影响，例如办公室的工位正对空调，冷风长期对着颈部吹，容易导致肌肉痉挛，颈椎稳定和平衡的功能下降，会增加椎间盘突出的可能性。

椎间盘突出是指椎间盘中央的胶质状的髓核挤压椎间盘外围的纤维环，导致纤维环变硬、撕裂、变薄、破口，髓核从破口挤出来。这种变化大多数是逐渐形成的，从膨出缓慢进展到突出，少数是在椎间盘退化的基础上，因为突然受伤，即刻引起椎间盘突出（图 2-5-2）。

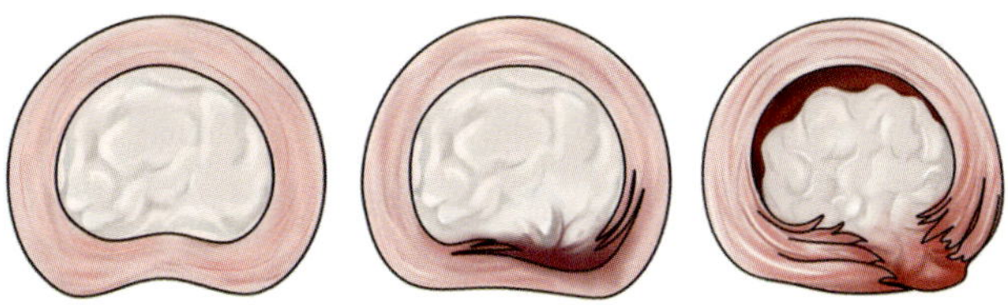

图 2-5-2　椎间盘突出过程

椎间盘突出患者初期症状可能不明显，或症状很轻，如仅有颈部酸痛；若椎间盘突出影响到椎管，通常会出现短时间较明显的颈痛和颈部僵硬，有时还会放射到背部和上肢，一般症状可在数周后缓解或消失。椎间盘突出严重者，椎间盘压迫脊髓，会出现手足麻木、动作笨拙、行走不稳、头晕、胸闷等症状，这种情况需要积极治疗。

六、

中年肩痛有病因，一查发现颈椎病

人到中年，随年龄增长往往伴随各种各样的疼痛。

颈肩痛、手臂痛……反反复复的疼痛给上有老、下有小的中年人增添了几分苦恼。

有人肩痛反复，以为患上了肩周炎，去中医馆按摩却始终不见效；有人背痛经久不愈，担心自己患上心脏病，检查心脏却正常；有人手臂放射痛、麻木，难受到睡不着，调整各种睡姿也不见缓解……这些痛处不在颈部的症状，经过体格检查、影像学检查等综合诊断后，发现幕后真凶指向同一类颈椎病——神经根型颈椎病！

前面提到青壮年由于长期低头工作或者经受寒冷环境的刺激，容易患上颈椎间盘突出。椎间盘向正后方突出，压迫硬脊膜和脊髓；如果向侧后方的椎间孔突出，容易压迫神经根，导致神经根型颈椎病，出现肩膀、后背、上臂、前臂还有手掌、手指处疼痛、麻木，此类疼痛、麻木呈放射性，即患者常说的“一条筋麻下来”的感觉，也有局部一处和或几个处的异常感觉，包括皮肤发凉、放电感等（图 2-6-1）。

从解剖结构上看，神经根从脊髓分支而出，通过两侧椎间孔走行至双手。神经根支配着由肩膀至上肢、至指尖的区域，肩负着双上肢的感觉和运动功能。

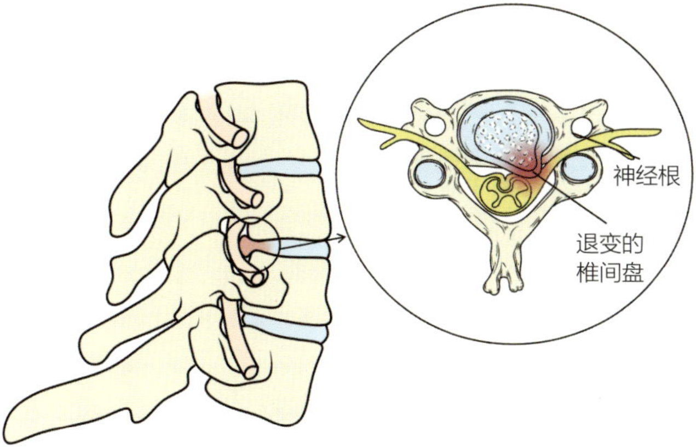

图 2-6-1　椎间盘退变压迫神经根

不同神经根支配的位置不同，出现疼痛和麻木的位置也有所不同。如颈 5 神经根受压迫和刺激时，主要表现为肩部疼痛、麻木，因此，患者出现麻木、疼痛症状时，应留意症状发作的部位，这对于初步判断是否为神经根型颈椎病是非常有意义的。

七、

年纪大了走不稳，检查不忘看脊髓

老年人在日常生活中出现手足笨拙的情况，比如穿衣时系不好纽扣；持筷子夹不稳食物；写字时手不如以前灵活；走路像踩在棉花上，脚下软软的，很怕摔倒；下肢很沉重，行走动作慢；穿鞋困难；不能快步，就要小心了！

面对这些症状，很多人往往感叹："人老了，不中用了。"其实，很多时候这并非因自然衰老导致，而是由疾病引起。

脊髓主管四肢和躯干的感觉和动作，脊髓受损程度较轻时，会出现上述症状；如果受损程度严重，就会瘫痪。

脊髓型颈椎病是由于椎间盘向后突出或骨质增生、韧带肥厚等因素，引起椎管狭窄，进而压迫脊髓所致，该病发病较为缓慢，早期椎管内仍有回避空间，加上脊髓对"受压"具有一定的代偿能力，因此并不会一开始就出现临床症状。等受压到一定程度，或是自身气血状态下降，或是受到外伤等因素，导致病理因素的刺激超出了脊髓的代偿能力，便会出现脊髓功能损害。此时若不及时干预，抢救脊髓功能，病情则会迅速进展，甚至出现瘫痪（图 2-7-1）。

颈部的后纵韧带骨化、椎管内肿瘤、脊髓内血管畸形或出血，也可以引起脊髓受压和损伤，但这些不属于颈椎病的范围。

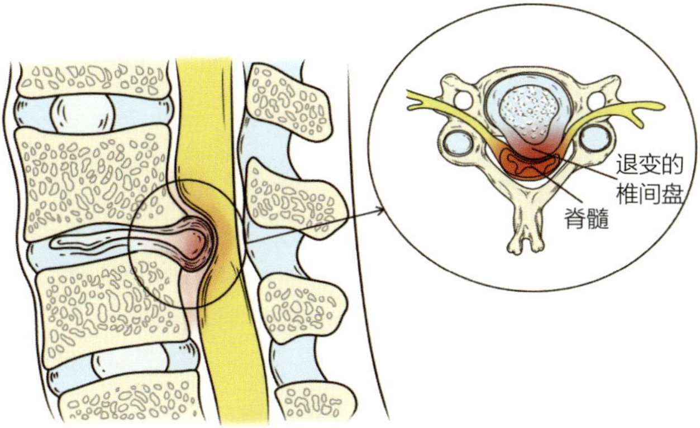

图 2-7-1　椎间盘退变压迫脊髓

中老年人群如果突然间出现双侧手足笨拙、严重头晕、站立不稳，除脊髓型颈椎病外，还有可能是脑桥处的脑卒中（俗称中风）。大脑皮质处的脑梗死，也会导致一侧肢体偏瘫，患者若出现以上情况，需要立即到医院就诊。

除手脚不灵活外，患者还伴随双手不自觉震颤或说话含糊不清时，则需要考虑慢性的脑血管疾病，如帕金森综合征等。

八、

人老脖子跟着老，转动不灵不算病

年近八十的李奶奶总是觉得脖子僵硬，路上散步遇到人喊她，转头应答总觉得不顺畅，但是脖子又不痛，她心里琢磨着：“是不是得颈椎病了？”于是便到医院做了检查。

报告说她颈椎退变严重，写了一大段骨质增生、椎间隙狭窄等与退变相关的描述。医生告诉她，这是退化，没有明显的症状，就不算病，无须治疗，但需要好好保护颈部，想通过增加运动量来恢复颈部灵活，这不现实，也很难做到，反过来可能引发颈椎病。

这究竟是怎么一回事？

因为随着年龄的增长、肌力的衰退、韧带及关节囊的松弛，脊柱变得越来越不稳定，椎体周围的力学环境改变，原有的力学平衡被破坏。这时，人体为适应新的环境，椎体就会在相应方向上重建和加固，通过骨质增生强化骨骼、增大骨骼间的接触面，重新平衡骨骼附近的受力，如此般重建和加固的结果就是李奶奶在报告单上所看到的骨质增生（图 2-8-1）。

骨质增生在颈椎退变的人群中很常见，本身很少引起不适，当骨质增生发生在椎体前方和侧方及关节突后方时，对身体的影响不大。但如果长在椎体后方，即长在椎管内缘，就会

引起椎管狭窄，可压迫和刺激神经或脊髓，成为发生颈椎病的重要病理基础。

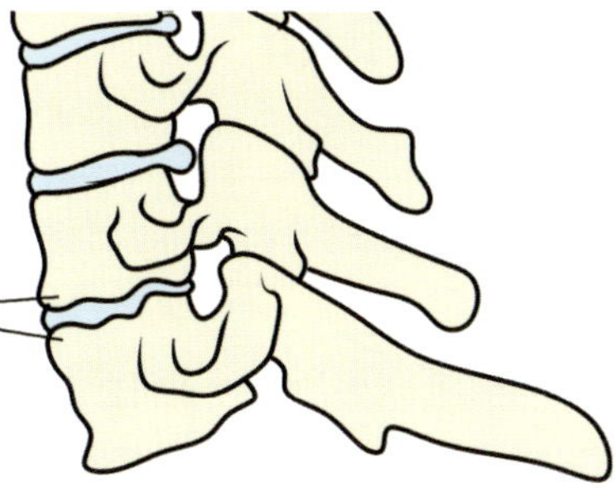

图 2-8-1　骨质增生

人到中年，颈椎开始出现明显退变，骨质增生也逐渐增加，当椎体失衡时，可能会伴有不同程度的颈痛。到了老年，人体颈椎增生增多，而高龄老人就更多，甚至椎体间会出现融合，椎体不稳的现象趋于稳定，这时颈痛就减少了。但由于颈椎和椎间盘的后方韧带逐渐出现增生和骨化，连接椎体间的韧带变成骨质连成一片，所以，活动度也会随之减少。

不少老年人总觉得自己脖子僵硬、转动不灵，是不是生病了。**其实颈部活动度正常与否，往往与人的年龄有关。教科书上的颈椎活动度，是以年轻人为标准的，并不能用来衡量老年人的颈椎情况。**通常来说，儿童和青少年颈部最为柔软，活动度较大，随着年龄增长，活动度会缓慢下降是正常现象。**大多数老年人群的颈部活动度明显下降，这种活动度下降的现象是缓慢进展的，只要不是突然出现僵硬，生活中够用就好，不用当成疾病去治疗。**

九、

脖子先天更脆弱，一张片子尽早知

两年前，司机老张经历了一起追尾事故，他的车停在收费站，后面的车撞了上来。车上的乘客没受伤，但他却因为手足麻木和乏力被送到了医院。经过检查和诊断，医生确诊老张是颈部脊髓受到了严重的创伤，紧急安排了手术。

术后，老张瘫痪的情况逐步改善，但因损伤程度严重，时至今日，老张还需要家人的陪伴和照顾。

这样的追尾时常可见，多数人并无大碍，为何看似不太强烈的追尾事故，老张的颈椎却受不了？

我们在检查过程中发现，老张的颈椎存在一种特殊的情况——发育性颈椎椎管狭窄。

存在椎管狭窄的颈椎，脊髓所处的空间小于正常人，内部缓冲空间不足（图 2-9-1）。人到中年，随着椎间盘膨出和骨质增生等因素的出现，椎管就更狭窄了，脊髓容易受压。由于以上因素属于缓慢压迫，进展非常微小，平时脊髓也能耐受。可是一旦受伤，例如颈部快速屈伸，脊髓受到严重挤压，像石头砸向豆腐，必然引起脊髓损伤。

颈椎椎管狭窄者，甚至仅仅是运动中的过度后伸动作，便可能导致颈部脊髓损伤。临床上的患者，有的是走路不留神头部撞到玻璃门，顿时就感觉双脚无力走不了路的；有的是从单车上摔下来前额磕到地面，就差点摔成瘫痪的；有的是在河里漂流左冲右撞，脖子甩来甩去，下船就手足麻木起不了身。

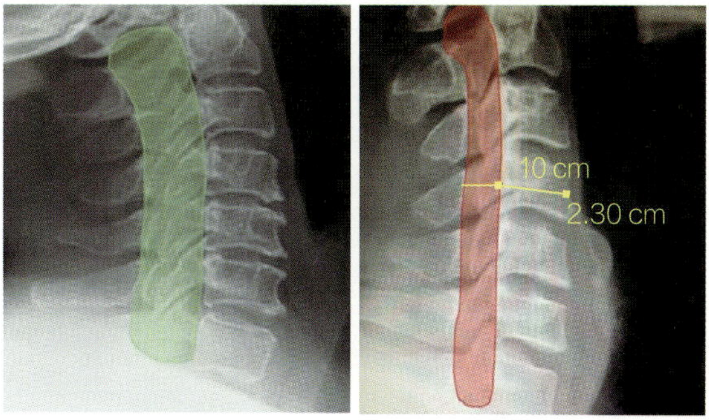

正常椎管：
提供保护，缓冲空间充足

狭窄椎管：
缓冲空间小，易受伤

图 2-9-1　发育性颈椎椎管狭窄

发育性椎管狭窄在人群中的发病率在 20.1%～39.3%，不同人种之间发病率可能存在差异，亚洲人群中约有 33.6% 的人患有发育性颈椎管狭窄。而在患有颈椎病的人群中，约有 40% 的患者具有颈椎管狭窄的影像学表现。而在颈椎管狭窄所致的脊髓型颈椎病中，80% 以上的患者可伴有发育性椎管狭窄。

所以，单纯的发育性椎管狭窄，虽然不能算作病，但也提示其颈椎会比一般人脆弱，不仅神经的防御及耐受能力远低于正常人，当受到外界冲击时，也增加了颈椎受伤的可能性。

这类人群需拍摄一张颈椎正侧位的 X 线片，通过直观的测量和计算，就能得知其是否存在发育性椎管狭窄，预知颈椎终身所面临的健康风险。

测量方法（图 2-9-2）

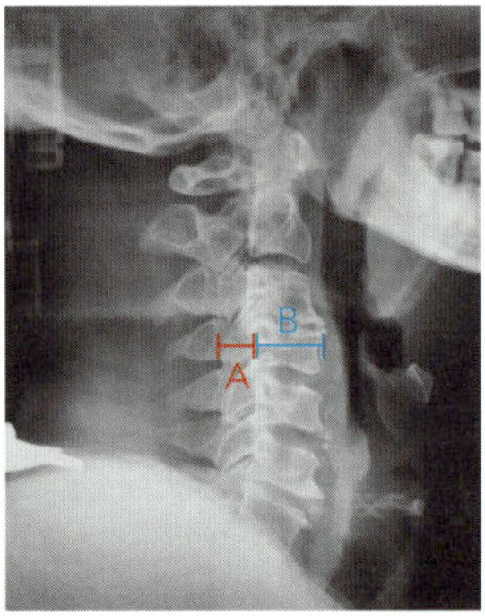

图 2-9-2　发育性颈椎椎管狭窄测量

1. 椎管矢状径绝对值（A）

（1）矢状径绝对值＞ 12mm，为正常椎管。

（2）矢状径绝对值为 10～12mm，为狭小椎管。

（3）矢状径绝对值＜ 10mm，为椎管狭窄。

2. 椎管椎体矢状径比值　测量椎管矢状径（A）和椎体相应层面矢状径（B），A/B ＜ 0.75，即为椎管狭窄。

一般需要由专科医生进行测量，这样结果更加精准。

人在年轻时做一次 X 线片测量椎管大小，十分有必要。一旦发现颈部发育性椎管狭窄，需要终身对颈椎加倍保护，适当调整运动和生活方式，尽量减少颈椎劳损，更需要避免可能导致颈椎急性损伤的活动。

颈椎使用有讲究，生活起居皆学问

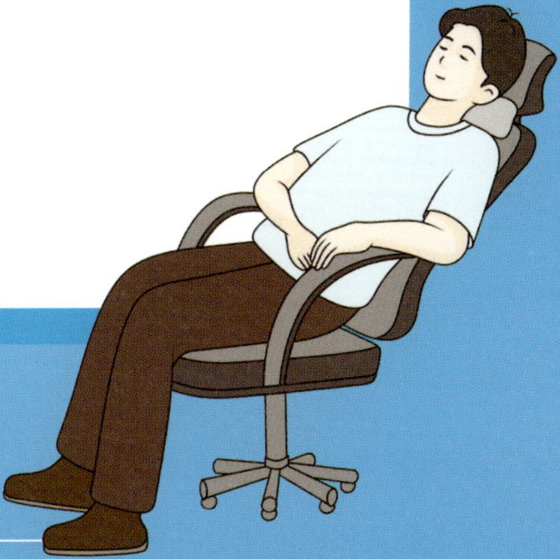

在日常生活中，很多简单的行为和动作都需要颈椎的参与。在不同的场景中，颈部发挥着不同的作用，由于颈椎的体位和状态不一样，因而保养颈椎的方法也因时间、场景不同而异。

一、基本使用原则

1. 中立体位最适宜，减少过度屈伸转

中立位指的是位置中正而不偏倚。颈椎中立位能减少不良应力，从而减少劳损，减少颈椎退变，能有效延长颈椎的“使用寿命”。

但在生活中，颈椎必然会参与各种活动，健康的颈椎就是在中立位与各种体位中不断转化，中立位虽然好，但一直不偏不倚也不可能，也不一定好。短时间的颈部屈伸或旋转体位，并不会带来健康问题，只要不是过长时间，或者极致的活动度即可。如果屈伸过度，就会带来不良的应力，导致颈椎出现慢性劳损，不利于颈椎健康。

2. 动静结合，适当活动

人如果长时间不处在中立位，颈椎就会有一组肌肉因维持姿势而特别劳累，容易出现不适症状。而如果颈部过多地运动，尤其是颈椎大幅度地前后屈伸和侧屈，以及过长时间的运动，又会导致各种组织损伤，引起筋骨失衡，引发颈椎病。某些常见的球类运动，人的一侧上肢用力，也会牵涉到颈部的肌肉和椎间盘，运动过量了也会引起颈部肌肉劳损，或者导致颈椎关节错位。

所以，恰到好处，把握这个度，才能有益颈部健康。

3. 适时休息，平躺为最佳休息状态

人起床后，颈椎一直承受着来自头部的压力，也承受着肌肉的拉力，所以到了夜间，颈椎的椎间盘不仅会疲劳，还会变扁，颈椎到腰椎全脊柱的椎间盘都是如此，所以从早晨到夜间，成年人整体会变矮 1～2 厘米。

人平躺时，颈椎承受的各种应力最小，椎间盘可得以休息，还能从邻近的椎体吸收水分和营养物质。因此，**平卧位且处于中立位的颈部，是颈椎最佳的休息状态。人要维持颈椎的年轻态，需要充足睡眠，除了夜晚睡觉，午后平卧小歇也对颈椎休养、精力恢复有很大的帮助。**当然，人平卧时也需要头颈部尽可能端正，需要一个合适的枕头来维持颈椎的位置。

4. 防寒保暖、愉悦心情

无论白天还是夜晚，颈部总是缺少衣物的遮盖，易受风寒，所以做好颈部保暖刻不容缓。也许空调房的一条丝巾，夜间睡觉时的一套有领睡衣，就能帮助颈部保暖。

对于经常被颈椎病困扰的人群来说，长期焦虑、失眠会加重颈椎不适症状，形成恶性循环。**焦虑以及心理压力大，都会使颈肩部的肌肉变得紧张，出现颈肩痛症状，也会对颈椎形成慢性伤害；因情绪问题而睡不好，颈椎无法得到充足的休息，也会加重颈椎病。**因此，学会放松，愉悦心情，也是不可忽视的颈椎保护措施。

不同年龄段人群，在不同的场景，如学习、办公、休闲、运动时，都需要保护好颈椎，需要注意姿势，做好保暖，避免颈椎受到伤害。

二、

孩子学习课业重，坐姿不良经常痛

若孩子经常抱怨写作业很累，家长就要注意了，孩子可能不仅仅是抱怨作业多，还可能是长时间低头引起颈肩肌肉疲劳/疼痛的信号。

写字

伏案写字是儿童青少年学习过程中的重要环节。大多数儿童青少年并不能做到正确的写字姿势，反而一直保持错误的写字姿势，这样很容易导致颈部肌肉疲劳，脊柱受力不均，甚至对颈椎和腰椎造成损伤，引发颈肩部和腰部疼痛。

不良的写字姿势通常有以下几种。

✖ 错误姿势一：握笔位置太低

握笔位置太低，导致手部遮挡了视线，为了看清作业本上的字，不得不将头和身子歪到一边，坐姿歪斜不仅会影响脊柱状态，也会对视力造成一定的损害（图 3-2-1）。

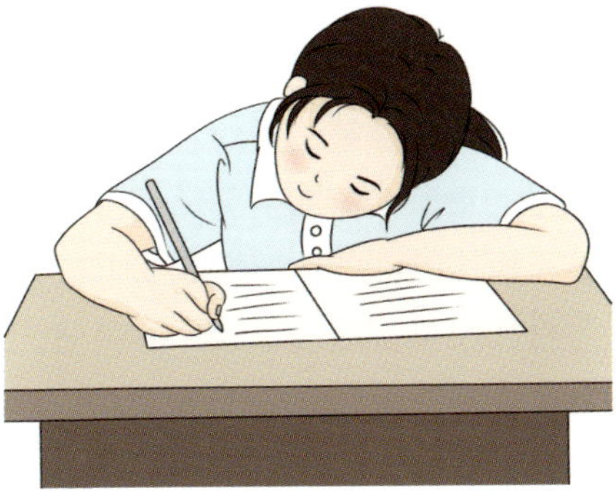

图 3-2-1　握笔位置太低，阻挡视线

✖ 错误姿势二：作业本斜放

除了握笔姿势外，作业本的摆放位置也有讲究。不少人喜欢歪着身子，主要是因为有作业本斜放的习惯，久而久之也同样会影响脊柱健康和视力（图 3-2-2）。

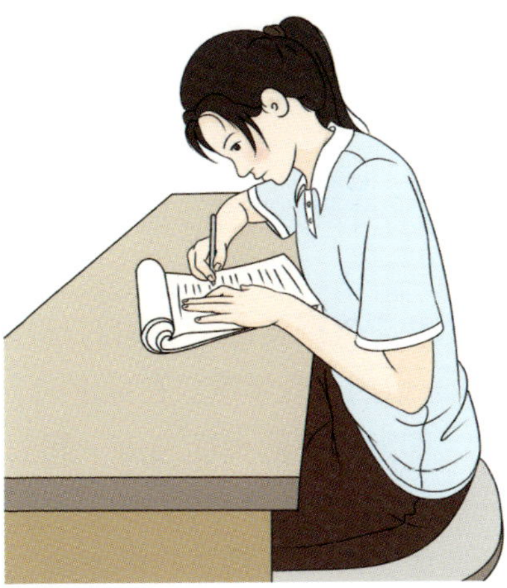

图 3-2-2　作业本斜放，身体偏歪

✖ 错误姿势三：弯腰驼背

还有的儿童青少年，握笔位置对了，身体也没有歪斜，但因为缺乏挺腰端坐的意识，再加上桌椅高度不适配等原因，时间一长，原本端正挺拔的腰背也慢慢塌了下去，变成了弯腰驼背的姿势，给颈椎和腰椎都增加了较大的负荷，久而久之，颈部酸软、腰酸背痛便会找上门来（图 3-2-3）。

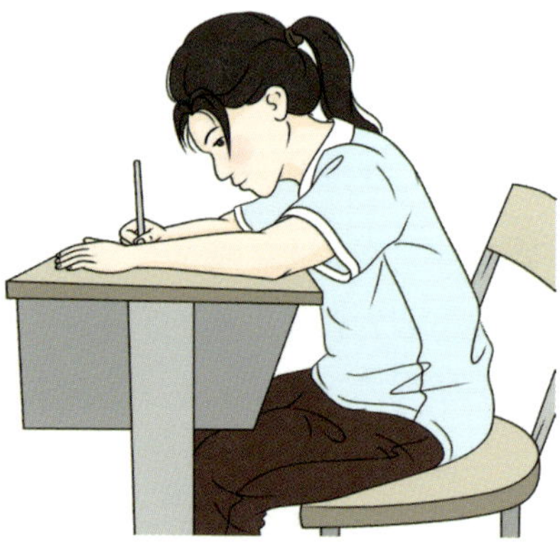

图 3-2-3　弯腰驼背写作业

那么，伏案写字时要避免养成不良的姿势，我们要注意做到以下几点。

（1）座椅的高度应该调整到端坐时肘部能与桌面同高，不能低于桌面 5 厘米以内。双手摆放在桌上时，手肘可自然弯曲成 100°～105°，即为良好的桌面高度，同时身体跟大腿成 90°～95°，以保持髋膝关节屈曲 90°为佳。

（2）眼睛距离桌面应有一臂左右的距离，要减少低头的幅度和频率。孩子长时间伏案写字后要注意休息，适时活动颈部，抬头看窗外，避免保持同一姿势过久。

（3）做到上身平正，两肩平齐；头正，稍向前倾；背直，胸挺起，胸口离桌沿一拳左右，两脚分开平放在地上与肩同宽，不跷二郎腿；左右两臂自然平放在桌面上（图 3-2-4）。

正确示范

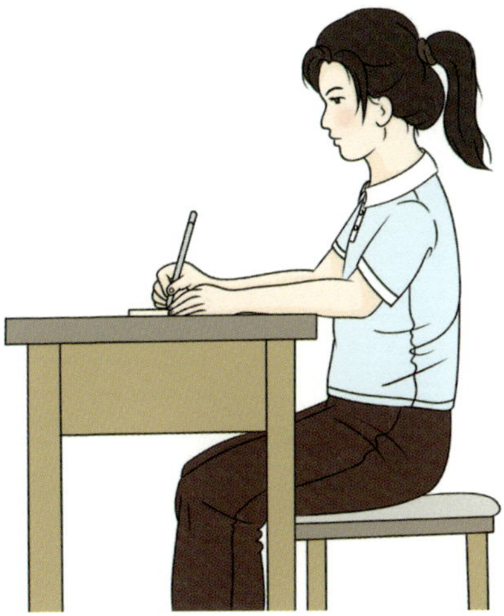

图 3-2-4　挺腰端坐写作业

读书

腰部挺直，双肩自然后展，在保持坐姿端正的前提下，读书时应当将书立在桌面上，尽量借助阅读支架、阅读斜板等工具将书斜立，以减少颈部的低垂程度；选择适合自身身高的桌椅，偶尔自然提肩，每隔 5～10 分钟抬头后仰休息片刻（图 3-2-5）。

注意避免在沙发或床上坐躺看书，这种姿势对脊椎的伤害很大，很容易导致腰酸背痛。

正确示范

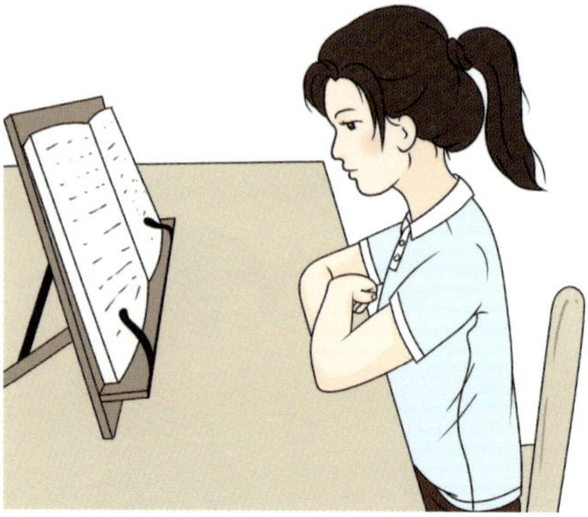

图 3-2-5　挺腰端坐阅读

三、

工作颈肩常难受，改变困局有妙招

长时间、快节奏的办公模式让许多白领朋友们肩颈不适。在办公室里放眼望去，十个打工人里往往有七八个在不时地敲打自己的肩颈部，埋头工作时间一长，脑袋昏昏沉沉，脆弱的颈椎，稍微一活动就像一台运转起来的老旧机器，发出“咔咔”声，他们常常戏称自己是“脆皮打工人”。

如何拯救打工人脆弱的颈椎？

接下来，让我们一同走进办公室，开启我们的颈椎拯救之旅。

用电脑办公

在现代生活中，电脑已经成为大部分人的办公必备品。很多白领朋友在用电脑时，往往容易出现错误的姿势，导致一天工作下来，常常感到颈肩酸软、腰酸背痛。

✘ 错误姿势：弯腰弓背头前探

下图就是大家常见的操作电脑时的状态，由于电脑的高度与眼睛平视的高度不匹配，为了看清电脑屏幕上面的内容，很容易形成弯腰弓背、头颈前探的姿势，导致整个脊柱的负荷增加，腰椎和颈椎的椎间盘受力不均衡。时间一长，颈肩不适、腰酸背痛就纷纷找上了门（图 3-3-1）。

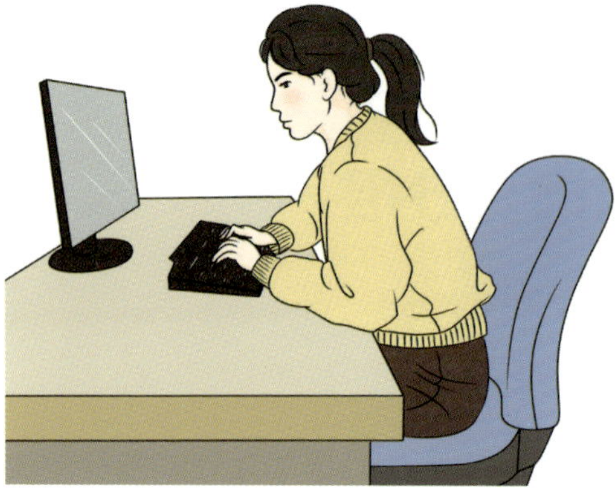

图 3-3-1　弯腰弓背头前探的办公姿势

若键盘的位置过高，我们在使用键盘时容易形成持续性的耸肩动作，时间一长，就会导致颈肩肌肉紧张，从而产生疲劳不适的感觉。

那么，如何才能让我们在使用电脑时更舒服，帮助我们维持良好的坐姿呢？其实，只需要借助一些工具，调整办公用品的摆放位置，就能轻松达到护养颈椎的效果。

正确示范

（1）选择一套与自己身高适配的办公桌椅，以帮助我们维持挺腰端坐的坐姿；椅子尽量选用硬板凳，在硬板凳的凳面上垫上一层薄薄的软垫，高度以保持髋膝关节屈曲 90°为佳。

（2）通过支架、书本等物品，将电脑的显示屏垫高到与自己视线水平一致的位置，以眼睛高度达到电脑屏幕上端 1/3 处为佳。

（3）通过蓝牙外接、有线连接等方法，将键盘尽量放低在手能够垂下来的位置，以达到手肘屈曲 90°为佳（图 3-3-2）。

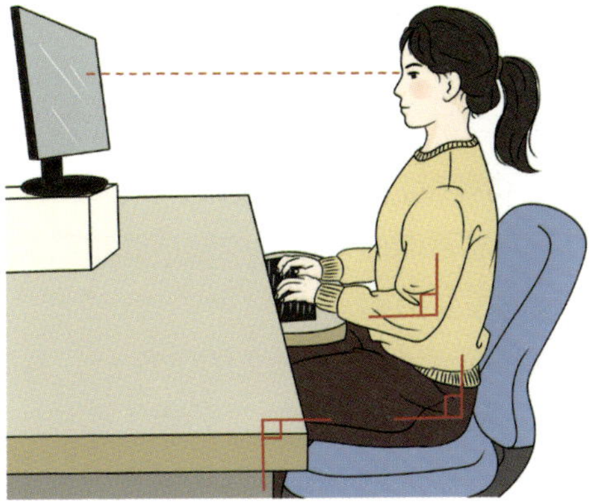

图 3-3-2　挺腰端坐办公

保持良好坐姿认真工作 45 分钟后，如果感到眼睛干涩，肩颈僵硬，这时候，大家就可以先放下手头工作，起身去上个厕所或者接杯水，释放久坐积累的脊柱负荷，还可以做一些伸展 / 按摩的动作，以帮助便缓解颈肩不适，充分放松紧绷的肌肉。

休息完后，大家便又可以轻身上阵，再次投入忙碌的工作中。

目前，市面上已经有可调整高度的电脑台，通过调节电脑高度，可以实现坐位与站立位办公室姿势交替，能减少颈部和腰部劳损，有条件的朋友可以一试。

除了较常出现在白领办公场景中的伏案写字、电脑办公，还有其他复杂的工作场景需要我们注重对颈椎的正确使用。

手工劳动者

一些手工劳动者需要在工作台上完成大多数的操作，如果工作台太低，劳动者就容易出现低头、探颈、弯腰的不良姿势，对颈椎的压力显著增加，短期内造成颈部肌肉疲劳，长期可能增加颈椎病的发生风险。

对此，应该选择适配自己身高的工作台，并规避不良姿势，保持挺腰端正的站姿或者坐姿。如果工作环境对自身姿势存在限制，应注意安排活动间隙，劳动强度大者可半小时就起身活动一次，包括走动、拉伸颈部和腰背。

装修工人和维修工人

装修工人和维修工人的工作场景多变，不像办公族需长时间保持单一的伏案姿势，常常根据工作内容的不同，改变颈部姿势；劳动时不仅会过于弯曲颈部，还常常容易忽视这些高强度工作会对颈部造成较大压力，所以要注意规律休息，合理穿插工作间隙，保证休息时间。

四、

家务操劳又操心，改进方法少受累

在外打工辛苦，而在家操劳大小事务的人也不轻松，通常需要处理各种家务活，如烹饪、打扫和照顾孩子等，这些活动需要频繁地低头、抬肩，都会对肩颈造成不小的压力。

如何减少颈肩压力？

大家找对方法应对，就能在做家务的过程中保护好颈椎。

做饭

大家在灶台前施展厨艺，将美味可口的餐食呈上饭桌，给家人享用，是一件十分温馨和受人尊敬的事情。

但是，大家在做饭的时候，由于灶台、橱柜高度不合适，加上未留意自己的姿势，经常低头、弯腰，导致颈椎承受过多的压力，容易造成颈部肌肉和椎间盘劳损，增加颈肩部疾病的发生风险（图 3-4-1）。

✖ 错误姿势

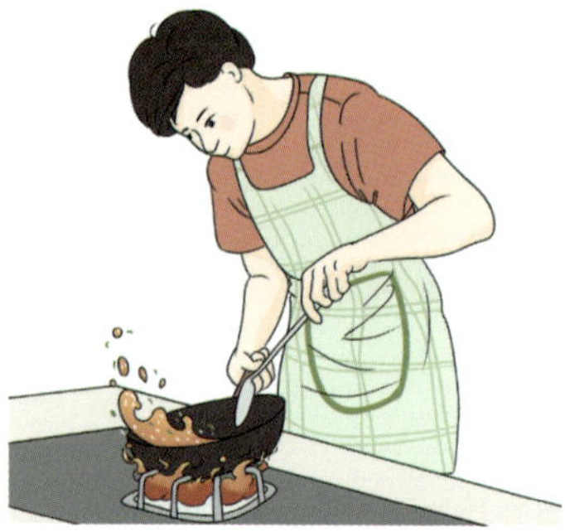

图 3-4-1　弯腰低头做饭

○ 正确示范

在装修厨房时，应该根据下厨人员的身高来定制橱柜的高度（图 3-4-2）。如果已经做得太矮了，大家短时间内操作问题不会太大，超过半小时则容易出现劳损。此时，大家可将大腿分开站立，以减小身高与灶台的差距，可减少腰部和颈部弯曲，减少颈腰部的劳损。

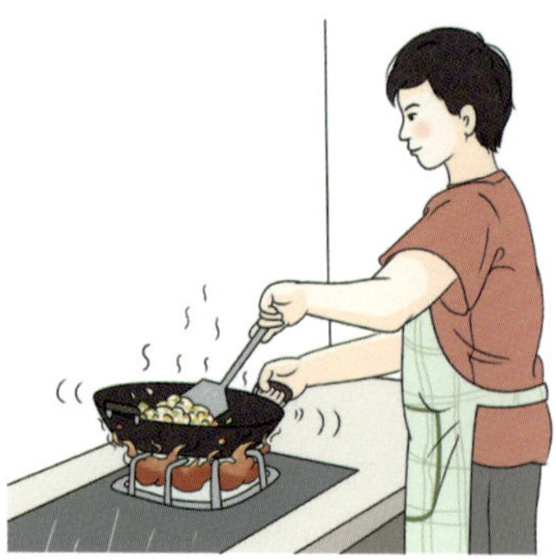

图 3-4-2　橱柜高度适配身高

晾晒衣物

大家在日常晾晒衣物时，将盆放在地上，需要大幅度弯腰和低头来拾取衣物进行晾晒，这种姿势会显著增加颈椎、腰椎的压力，容易造成颈部肌肉疲劳（图 3-4-3）。

✖ 错误姿势

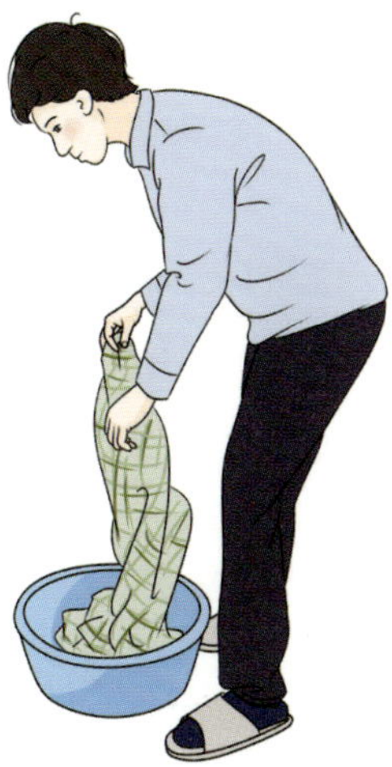

图 3-4-3　弯腰低头晾晒衣物

○ 正确示范

建议大家升高操作台高度，即将装衣服的盆 / 篓放置在阳台 / 桌子上，这样在晾晒衣物时不需要频繁弯腰，同时也能减少低头的幅度来拾取衣物，减少脊柱前倾的曲度（图 3-4-4）。

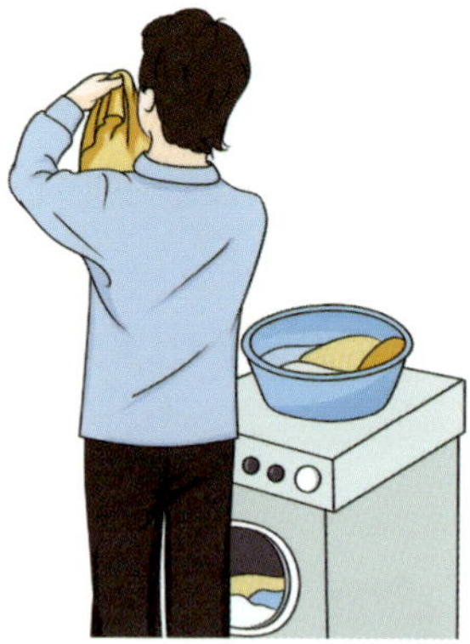

图 3-4-4　推荐晾晒衣物的方式

低头不好，对于一些朋友来说，过度仰头也不好。有以下疾病的朋友，如先天性椎管狭窄、退行性椎管狭窄、脊髓型颈椎病，在晾晒衣物时过度仰头会加重对脊髓的压迫和神经根的刺激（图 3-4-5）。

✘ **错误姿势**

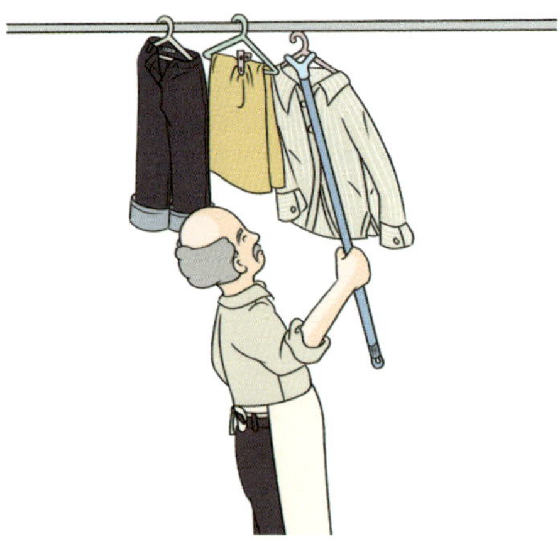

图 3-4-5　仰头晾晒衣物

正确示范

建议大家选用平地晾衣架，避免过度仰头。比起悬挂式晾衣架，挑选适配高度的平地晾衣架，可在平视的情况下晾晒衣物，避免长时间仰头（图 3-4-6）。

条件允许者也可以购买升降晾衣架，通过高度的调节，帮助使用者先在合适的高度晾晒好衣服，再通过遥控或者手动摇杆升高晾衣杆，能够有效避免长时间仰头晾晒。

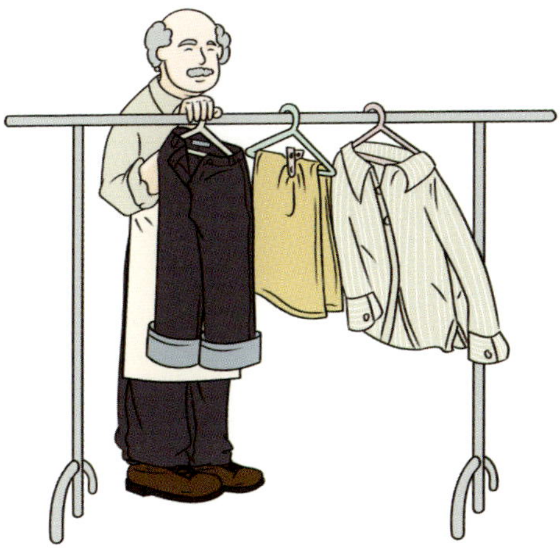

图 3-4-6　平地晾衣架晾晒衣物

日常清洗

大家在日常洗菜、洗碗、洗衣服时（图 3-4-7），建议提高操作台高度，若无法改变客观条件，只能弯腰清洗时，可采用站桩的姿势，以缩小身高与操作台的差距，可减少腰部和颈部劳损（图 3-4-8）。

✕ 错误姿势

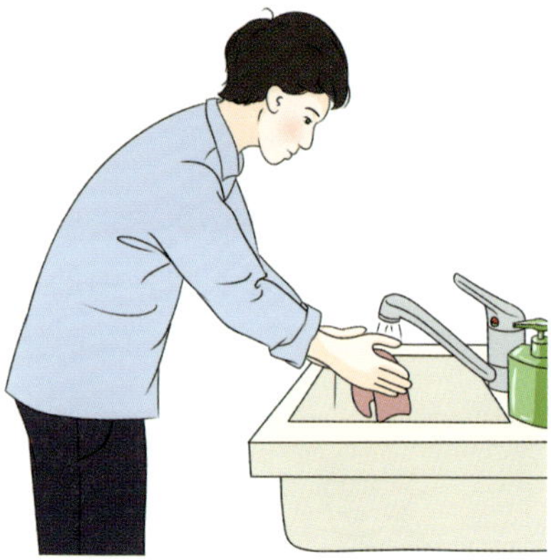

图 3-4-7　弯腰低头清洗

○ 正确示范

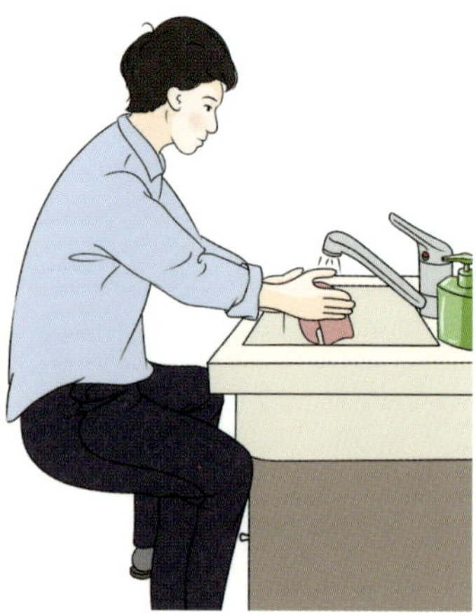

图 3-4-8　站桩姿势清洗

五、

老年颈椎更脆弱，对因护养才有效

随着年龄增长，人身体的各器官功能都在逐步减退，颈椎也不例外。退化的颈椎更加脆弱，因此，在日常活动中需要更加谨慎。

休闲活动：沉迷打牌不可取，注意时间多活动

很多中老年人的休闲活动主要为打牌、打麻将。

打牌、打麻将是智力活动，中老年人在分析牌局的过程中能够很好地锻炼大脑；同时它也是一种社交活动，让我们能够交到许多牌友，降低抑郁风险，增加生活乐趣。然而，沉迷其中也存在一定的健康风险。

人一旦沉迷其中，很容易一坐就是好几个小时，再加上姿势不正确，如弯腰、低头、弓背，一天下来颈肩不适找上门，几天下来就可能惹上了颈椎病。

所以，**建议大家在打麻将的过程中要端正坐姿，可在椅背与腰部之间增加腰靠，靠腰不靠背，保持腰部正直。**这种状态最契合脊柱的生理状态，脊柱自身的曲度得到较好的保持，椎间盘的应力无明显偏倚，脊柱的后方结构亦没有受到拉伸，颈椎亦因脊柱的直立而无须通过采用前屈代偿的方式来保持平视状态。**每次换局时间，大家都可以做做抬肩双手撑天、伸腰转**

腰、勾足绷腿的动作，多做几次深呼吸。

同时，大家每次打牌或者打麻将时应该不时喝水，不超过40分钟就起身活动，伸懒腰，耸肩抬臂过头，远眺窗外，做扩胸运动，进行深呼吸，走走路，踮踮脚尖，5分钟时间就能明显缓解肌肉紧张。对于已经有高脂血症的患者，更需要重视上述细节。数小时少喝水，加上久坐，可能导致下肢血管栓塞，埋下脑卒中的隐患。

日常锻炼：跳广场舞要注意动作，避免快速转动颈部

很多中老年朋友喜欢跳广场舞，其中也有很多护颈学问。

广场舞的强度适中，动作轻柔舒缓，人的头颈挺立而不时左顾右盼，属于全身运动，对颈腰椎有保护作用。

但颈痛或腰腿痛剧烈发作时，建议大家暂时以休养为主，待疼痛症状好转后再行身体锻炼。

在广场舞的练习过程中，大家要规避一些动作，对于存在颈椎椎管狭窄的人群（包括发育性颈椎椎管狭窄和退变性颈椎椎管狭窄）及神经根型颈椎病患者，不建议做仰头和甩头的动作。

同时，还要注意强度，人过劳则会出现颈肩部酸痛，如酸胀感持续1天未能得到明显缓解，则说明锻炼强度高于身体的耐受能力，日后应当稍降低锻炼强度以避免出现运动损伤。

睡觉休息：选择合适的枕头，不强求恢复曲度

中老年人群，颈部僵直，柔韧性变差。

大家在选枕和用枕上，应顺应颈椎现有的生理曲度，兼顾舒适和状态稳定，保证对头颈部的承托力，减少对椎管内脊髓和神经的干扰和刺激。

已经有颈椎椎管狭窄的老年人，用枕就更加需要讲究。其平卧时适当增加枕头高度，让颈椎曲一点，这样可以减少对颈部脊髓的压迫；若用低枕和小圆枕，美其名曰是恢复颈椎曲度，其实在睡眠过程中，椎管会变得更加狭窄，脊髓受压也更严重，可怕的是当事人还毫无知觉，一直等至脊髓受压日久，出现功能损害时才发现，为时已晚。

老年人侧卧，枕头加高到可支撑头颈部，使颈椎的棘突与胸椎的棘突（在正中线）为一条水平线，这样最为稳妥。

具体的选枕原则，我们将在“枕头伴侣没选好，惹出麻烦真不小”进行详细讲解。

六、

看剧聊天真惬意，谁知颈椎已受伤

每日茶余饭后，家人们一起围坐在沙发上看电视、聊天，是一天中最休闲、最惬意的时候。人一旦放松，脊柱也开始放松，稍不注意，长期维持歪歪扭扭的姿势，脊柱的损伤也在悄然发生。

看电视是我们居家时占用时间最多的活动，所以合适的看电视姿势尤其重要，以下是看电视时我们经常会出现的一些不良姿势。

✘ 不良姿势一：半靠沙发看电视

倚靠在太过柔软的沙发上，整个人陷进去，会间接导致低头的动作；躺在床上看电视也是一样的，都会对脊柱的健康造成较大的影响（图 3-6-1）。

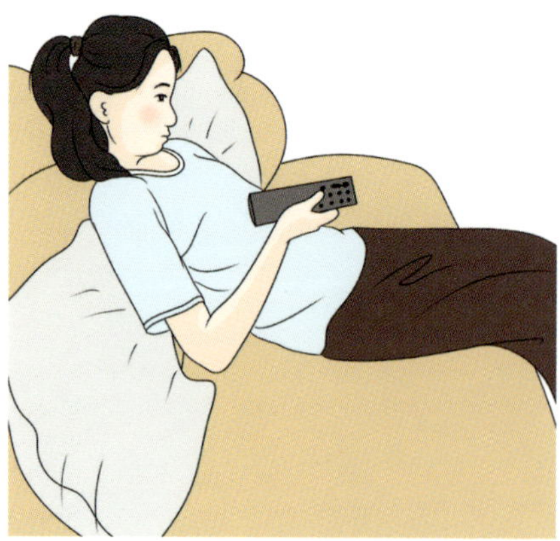

图 3-6-1　半靠沙发看电视

❌ 不良姿势二：歪着脑袋看电视

人歪着脑袋看电视，实质上是使颈部侧屈，这样颈椎一侧所受到的不良应力会大幅增加，会承受更大的负荷，双侧肌肉平衡性变差，肌肉易出现劳损，从而出现颈椎疼痛。长期维持这种姿势可能会诱发颈椎侧弯，造成一侧椎间孔狭窄，使神经根受到压迫，也会产生严重的颈椎疼痛，甚至引起该侧上肢放射性疼痛（图 3-6-2）。

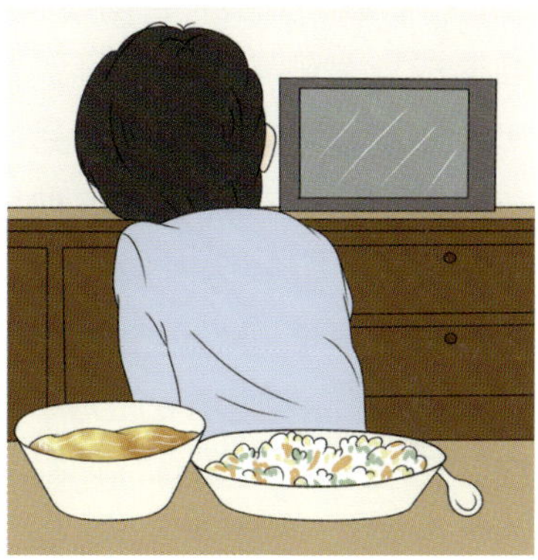

图 3-6-2　歪着脑袋看电视

❌ 不良姿势三：向前趴着看电视

这种姿势多见于儿童，儿童喜欢凑近电视去看自己喜欢的动画片，往往容易让颈部过于后伸，颈后肌群过于疲劳，颈椎的压力负荷增大（图 3-6-3）。

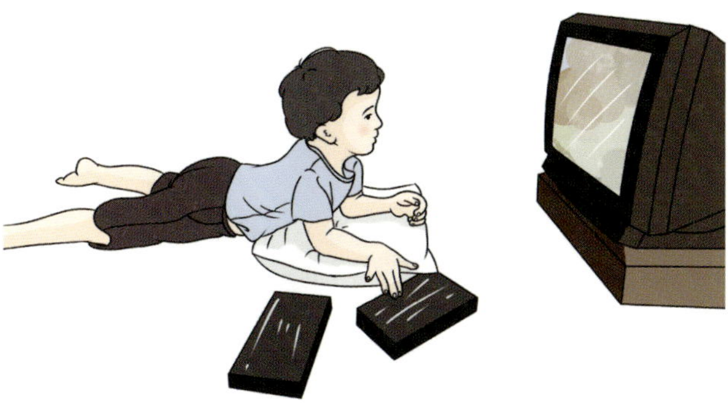

图 3-6-3　向前趴着看电视

✖ 不良姿势四：侧躺看电视

人在侧躺看电视时，头部常常靠在抱枕或者沙发的扶手上，不合适的高度，容易让头颈部长时间向一侧倾斜，迫使颈椎形成异常侧弯弧度，导致单侧肌肉韧带持续性牵拉，另一侧软组织则被压缩。这种力学失衡，可能诱发肌肉疲劳，加速颈椎间盘退变。同时，肩部在侧躺时承受压力不均，下方肩关节因身体压迫影响血液循环，长期维持此姿势可能引发肩袖肌群劳损，增加肩周炎风险（图 3-6-4）。

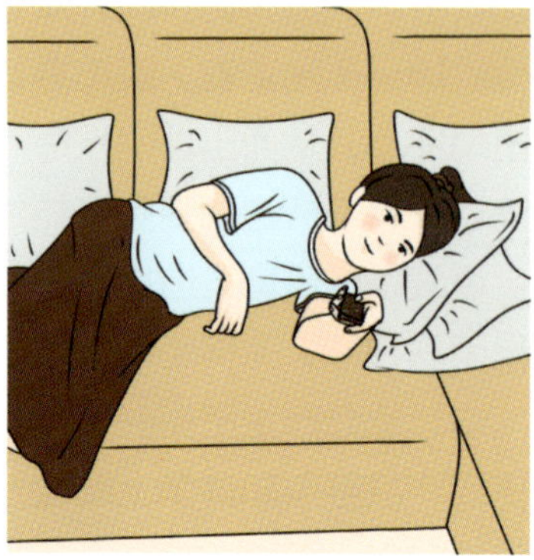

图 3-6-4 侧躺着看电视

在看电视时正确地使用颈椎，我们应该做到挺腰端坐，选择适合自身的椅子或沙发，不要倚靠懒人沙发，目光尽量平视屏幕，追剧时 40 ~ 60 分钟应起身活动（图 3-6-5）。

○ 正确示范

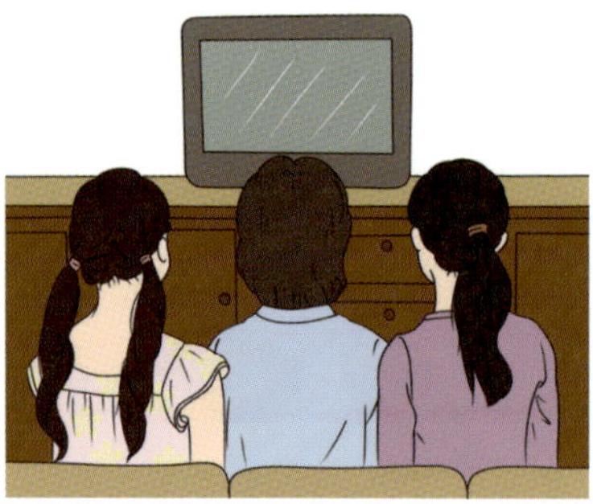

图 3-6-5 挺腰端坐看电视

七、

手和手机难分离，用好帮手两相宜

“我也知道低头看手机对颈椎不好，可是生活中没办法不用手机，真的太难了。”

“除了不看手机，还有别的方法能减轻对颈椎的伤害吗？”

“你能不能教教我应该怎么用手机，颈椎才能没那么辛苦？”

在门诊中，医生常常能听到患者的这些疑问。

人在工作时，随时随地回客户消息，查看最新发来的工作文档；而在休息时，用手机刷短视频、看小说、追剧，生活中我们早已离不开手机，如果建议大家不用手机必然是不切实际的。

有没有一些方法可以帮助大家在用手机的同时不损伤颈椎？

有！接下来，请跟我们走进日常生活场景中，挖掘大家在使用手机过程中伤颈的姿势，探索用手机的正确姿势。

✖ 错误姿势一：弯腰弓背、屈颈低头

使用手机时原本端正的姿势慢慢地变成弯腰、弓背、屈颈、低头，原因可能只为了让眼睛离手机屏幕再近一点儿。而当我们维持这种姿势时，颈椎正在承受着巨大的压力。有研究

表明，颈椎承受的压力会随着低头角度的增加而增加，人低头看手机时，头部弯曲通常成 60°，在杠杆作用下，颈部承受的压力为 27 千克[1]（图 3-7-1）。

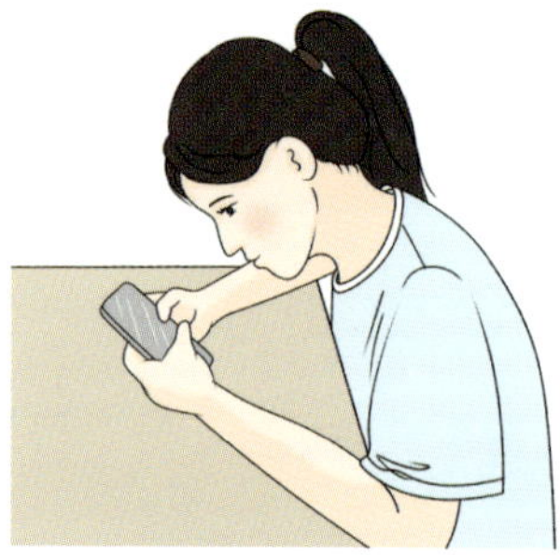

图 3-7-1　弯腰驼背、屈头低颈用手机

人一旦长时间保持这种姿势，就容易出现颈肩部肌肉僵硬、酸痛。同时，颈椎的劳损也有可能诱发头昏脑涨、注意力无法集中的情况，导致工作效率低下。

人如果长时间不改变错误习惯，颈椎曲度变直、椎间盘突出等常见病症会接二连三地出现在颈椎检查报告上，导致我们陷入焦虑和担忧之中；若颈椎病发作了，出现临床症状，我们还要承受疾病带来的痛苦。

除了身体出现不适外，这种错误姿势还可能会导致头颈前探、含胸驼背等不良体态，影响我们的个人气质和形象。

✖ 错误姿势二：半靠沙发玩手机

人背靠柔软的沙发，腰部垫靠枕，这样可以减少腰部用

1　Hansraj K K. Assessment of stresses in the cervical spine caused by posture and position of the head[J]. Surg Technol Int, 2014, 25(25): 277-279.

力，会觉得舒服，所以上班族晚上回到家，特别喜欢这种样做。可是，人如果坐在沙发上不是在休息，而是马上拿起手机，为了看清手机上的内容，不自觉出现头颈前屈的姿势。这时，腰是舒服了，颈椎却受累了（图 3-7-2）。

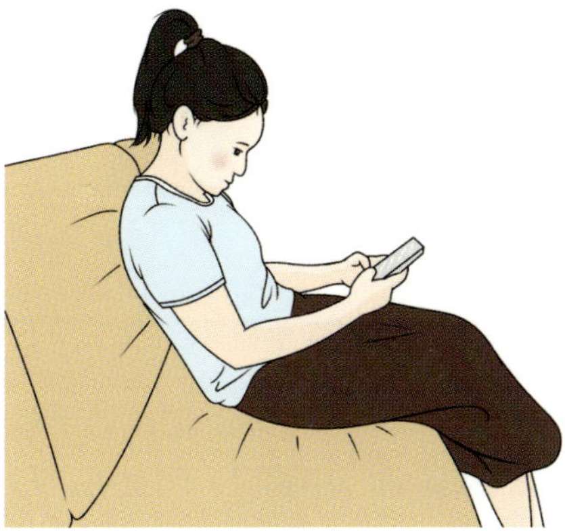

图 3-7-2　半靠沙发玩手机

与此同时，如果沙发偏硬，或者没有腰垫，腰部的支撑就不够，腰下方的骶部就会成为主要的受力点，此处肌肉少，受压后骨盆还会变为后倾，容易引起腰椎间盘后突和骶部疼痛。

❌ 错误姿势三：半仰躺单手玩手机

这种姿势虽然避免了低头，但同样存在健康隐患。人抬手的姿势，会使肩胛骨、颈椎的受力增加，时间长了同样会引起颈椎和肩关节疼痛的问题。同时，不少人单手玩手机，还习惯用小指托着手机，时间一长，小指容易出现关节疲劳和变形，甚至诱发炎症引起疼痛（图 3-7-3）。

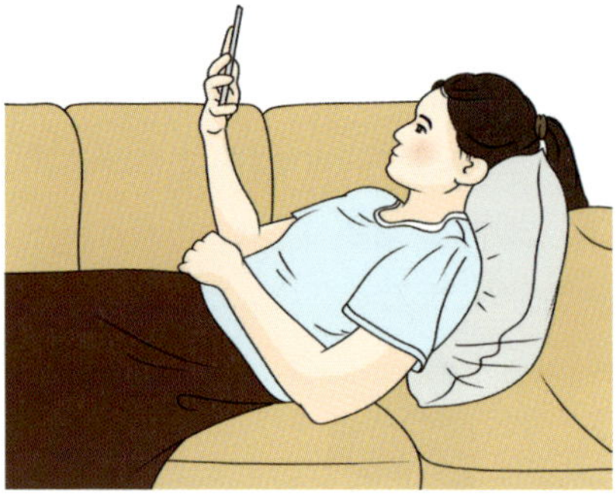

图 3-7-3　半仰躺单手玩手机

❌ 错误姿势四：侧躺玩手机

人在侧躺刷手机时，单侧肌肉长时间处于缩短状态，肩胛骨会往前倾，拉住大圆肌、小圆肌、冈上肌、冈下肌等后方肌群，并牵拉到肩胛上神经，时间一长，手臂发麻，颈肩酸痛就可能会接踵而来（图 3-7-4）。

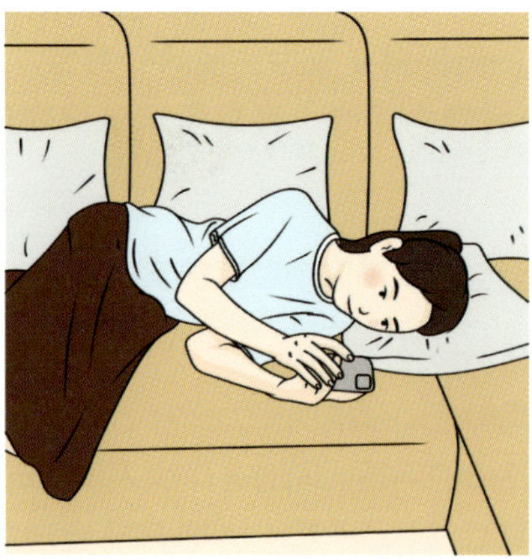

图 3-7-4　侧躺玩手机

与此同时，人在侧躺时，由于与床的接触面积变小，在脏器的重力作用下，脊柱向下弯曲、旋转，脊柱压力增加，所以，人长期侧躺玩手机，脊柱一直处于高压状态，难以得到休息。

如果是处于骨骼生长发育期的青少年，长期侧卧看手机，还容易诱发脊柱侧弯。

✖ 错误姿势五：双手举起看手机

这种姿势保持了良好的坐姿，减少了低头的幅度，受累的是双上肢，比上述的几个动作都好。但是时间过长，如超过 40 分钟，手臂和颈部也容易疲劳（图 3-7-5）。

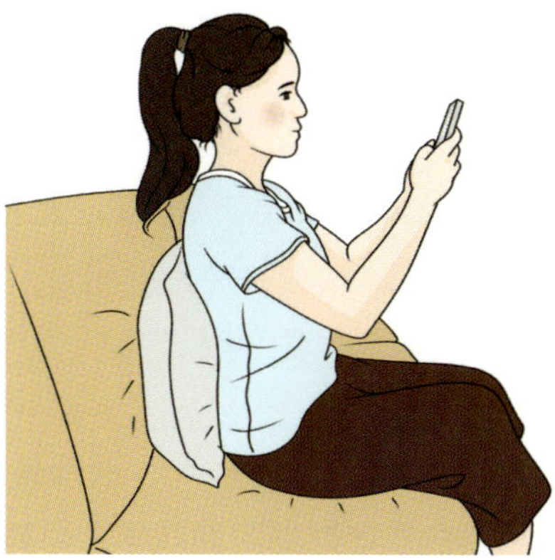

图 3-7-5　双手举起看手机

你在使用手机的过程中，是否采用了上述姿势？是否也感同身受？不妨试一试以下几种方法，有望保护好颈椎。

在有桌子的情况下，可以这样做。

正确示范

1. 通过使用一些简单的工具，如高度可调节的手机支架，我们挺腰端坐地使用手机会变得容易得多。大家先将手机放置在手机支架上，然后根据办公桌高度、自己的身高及使用习惯，调整手机支架的高度，使自己尽量在挺腰端坐的情况下使用手机（图 3-7-6）。这样做，我们能大大减少低头幅度，从而减轻颈椎负担，缓解颈椎疲劳。

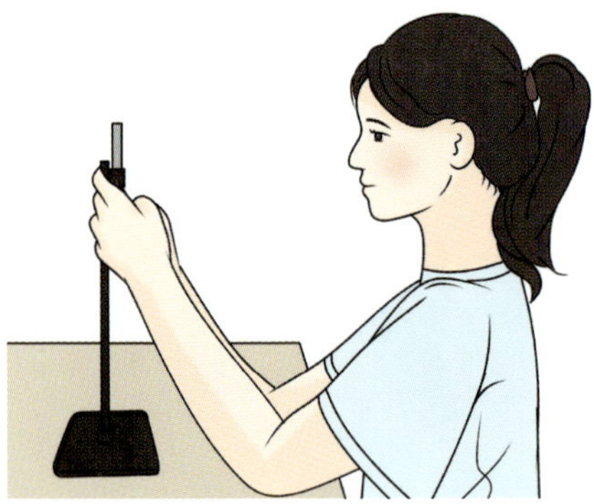

图 3-7-6　使用手机支架

2. 微信、QQ 等自带的语音输入、语音转文字等功能，能够快速传递信息，有效地提高沟通效率，可减少我们低头打字的时间，同时也可以减少眼睛注视手机屏幕的时间，减少电子屏幕蓝光对眼睛的伤害。

3. 设定闹钟提醒，设置自己休息的时间　理想状态是办公 30 ~ 45 分钟，休息 5 ~ 10 分钟。具体时间设置可以根据自身的工作量及工作习惯进行安排，遵循避免长时间保持同一姿势使用手机的原则即可。休息期间，大家可以眺望远处放松眼睛，或者走动，做一些拉伸动作，缓解颈腰酸痛的不适感。

在没有桌子的情况下，则可以这样做。

正确示范

使用落地手机支架，便于四处移动，且能根据不同的场景调整至合适的高度，避免疲劳（图 3-7-7）。

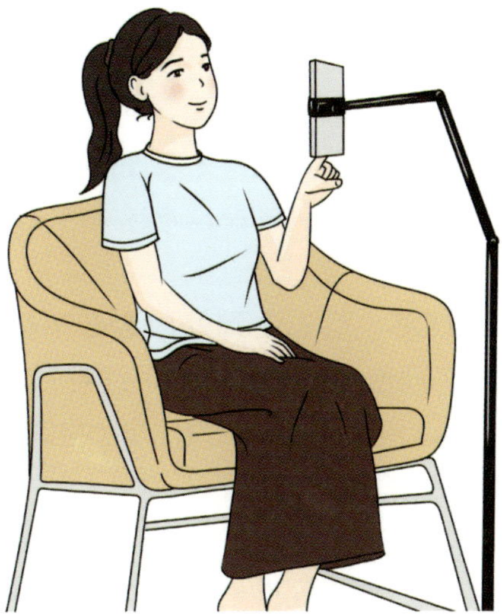

图 3-7-7　使用落地手机支架

八、

吃有吃相有谁知，饭后头晕才醒悟

今年五十多岁的范先生，时常觉得颈椎僵硬不舒服，严重时会出现头昏脑涨、站立不稳的情况。

最近一段时间，范先生饭后头晕表现得更为明显。别人都是吃饱喝足，精神百倍，而他却是越吃越辛苦，吃饱了，头却更晕了。

带着痛苦和疑惑，范先生到处检查却不得其解。这一次，医生给他拍了颈椎过屈过伸位的 X 线片，发现有颈 5 松动不稳，结合体格检查和症状，认为他是颈椎间盘突出合并椎体松动，这便是头晕的病因。

范先生原本有颈椎病，颈椎的椎间盘已经不好，加上长时间不端碗埋头吃饭，颈椎屈曲时间长，导致椎体不稳而滑动。他吃饭时总是把头低得很厉害，嘴巴靠近碗去吃，长时间低头引起颈椎滑动，刺激神经出现头晕。

像范先生这样的患者并非少数，而吃饭不端碗者则更多，通过门诊患者的反馈，并结合日常观察，我们将几种吃饭时常见的不良姿势归类，大家可以对照看看，自己或身边的人是否这样？

✖ 错误姿势一：低头＋手臂撑桌吃饭

人们低头就着碗吃饭，同时手臂撑着桌面，是常用的吃饭姿势。这种姿势，低头会造成下颈椎过度前屈，椎间盘受到挤压，椎间隙变狭窄；同时，手臂撑台发力，加上低头动作，容易造成耸肩，而撑台一侧的颈肩部肌肉也容易僵硬，导致两侧肌肉不平衡，引发颈肩部歪斜，从而诱发更多的颈肩部疾病。此时，下腹部紧缩，对食管和胃肠功能也有影响（图 3-8-1）。

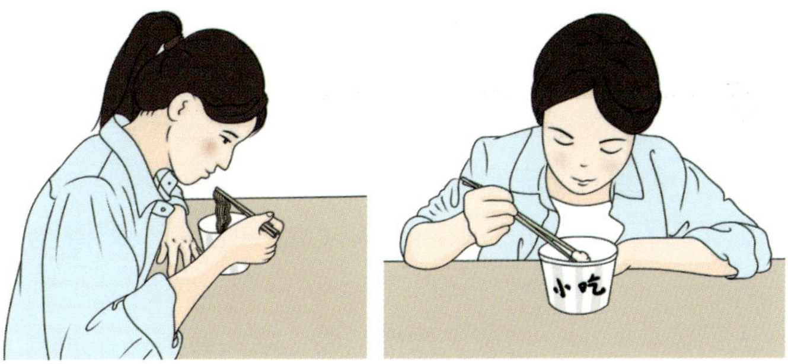

图 3-8-1　低头＋手臂撑桌吃饭

✖ 错误姿势二：低头＋对侧手臂下垂吃饭

除了对侧手臂支撑桌面外，不少人还喜欢将手臂自然放松下垂，这同样是一种错误的就餐姿势。首先，低头所造成的颈椎问题前文已提及，便不再赘述。而对侧手臂下垂，低头吃饭，可使躯体旋转，长久之下，通过肌肉的连带作用，有可能使胸腰段椎体发生旋转，导致腰背肌肉疼痛，胸腰椎错位。若小孩长久维持这种不良习惯，甚至有可能导致脊柱侧弯（图 3-8-2）。

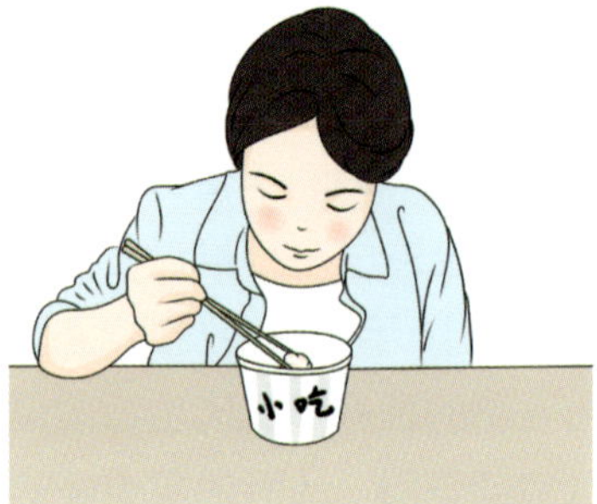

图 3-8-2　低头吃饭 + 对侧手臂下垂

❌ 错误姿势三：低头吃饭 + 玩手机

随着手机的智能化程度越来越高，大家在生活中也越来越离不开手机，就连吃饭的时候，也常手机不离身。吃饭时使用手机，不仅不利于我们的颈椎健康，而且还容易引起胃肠功能紊乱。

人们低头吃饭，造成下颈椎前屈；抬头看手机，造成上颈椎后伸。久而久之，颈肩肌肉劳损，从而出现肌肉酸痛，甚至影响颈椎的生理曲度，颈椎出现反弓，导致椎间盘过度受挤压，加速颈椎的退行性变（图 3-8-3）。

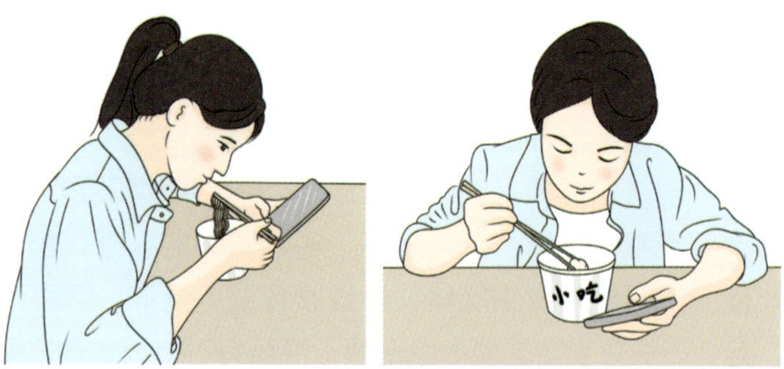

图 3-8-3　低头吃饭 + 玩手机

已有椎间盘突出的患者，头颈部重力合并颈椎的过度屈伸，可能会使椎间盘突出加重，压迫 / 刺激神经、血管，引发一系列的临床症状。

那么，正确的用餐姿势应该是怎样的呢？

正确姿势：端碗用餐

人们一般使用利手持筷，从碟里夹菜送到嘴里，或中转到碗里，另一侧手一直托碗，头颈基本保持中正挺起，这种端碗用餐的习惯，是中华民族的好传统，不仅文明礼貌、仪态好，还有益健康，能避免颈椎过度屈伸，可保护颈椎的生理曲度（图 3-8-4）。

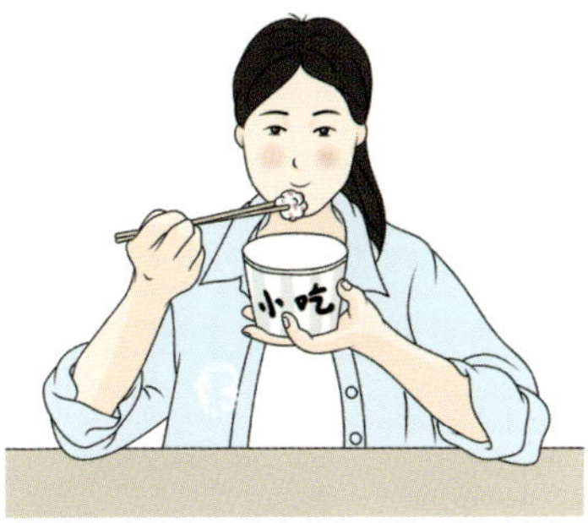

图 3-8-4　端碗用餐

如果您在日常生活中存在着上述不良用餐习惯，那就赶紧行动起来吧。挺腰端坐，端碗用餐，还自己一个健康的脊柱。

九、出行坐车常拥堵，早有准备少受苦

你是否每次坐车时间一长就有腰酸背痛、颈部不适的感觉?

司机常见不良姿势

司机在驾驶的过程中需要长时间保持单一姿势，如果座椅位置不合适，姿势不讲究，很容易出现姿势错误，造成颈椎和腰椎的负荷过大，引起颈部和腰部肌肉劳损以及疾病。

大多数车的座椅都偏低，并且有向后的仰角，人坐上去后，身体自然后倾，腰背靠着椅背，大腿被抬高且高于坐骨，骨盆后倾，腰椎的生理前凸减少了。如果座椅比较低，或者司机个子矮，往往会头颈前探（肩背离开靠背），以便更好地看路面（图 3-9-1）。

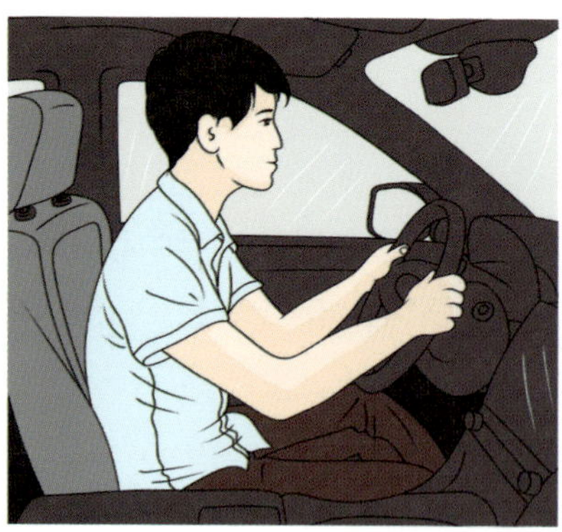

图 3-9-1　弓背弯腰头前探的驾车姿势

✖ 不良姿势

这种姿势，脊柱从颈部到骶部都是不自然的、不平衡的，加上车辆行驶时的震动给脊柱带来的震荡，影响了脊柱的稳定性，并对椎间盘形成了低频、反复的挤压力，影响椎间盘的健康。此时，脊柱周围的肌肉将会强化收缩以维持脊柱的稳定，若头颈继续往前探，加上开车时精神紧张，不敢左顾右盼，肩颈部肌肉更容易疲劳。

正确示范

大家买车时，应选座椅高一点的，尤其是高个子司机。

大家驾驶时应当先调整好座椅，座椅放直一点，减少后倾角度（向后倾 10° 左右），使身体基本保持直立。在靠背与座椅的连接处，还可以放置一个小枕头，让它将腰顶起来，以减少骨盆后倾和腰椎后突，不让此处空虚。

为了安全，驾驶员的后脑勺需要紧靠车的靠垫，多数情况下，都需要自己另外购买一个挂枕，以填充颈后的空缺，挂枕不可过高 / 偏硬，需柔软且可变形，适合自己的高度和背厚，项部靠上去，如一只温暖的大手托住颈项，能大大减少颈部疲劳（图 3-9-2）。

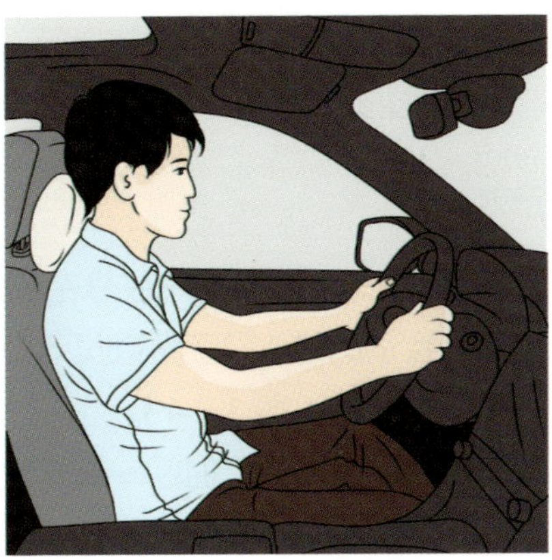

图 3-9-2　推荐驾车姿势

还一个非常重要的因素，就是连续驾驶不能超过 2 小时。

乘客常见不良姿势

相较于驾驶员，乘客就显得轻松许多，作为乘客，我们也常常觉得坐车时很不舒服，尤其是颈部。

乘客的这种坐姿，腰腿都很放松，枕部紧贴头枕，这已经是比较舒适的坐姿了。但由于其颈部是悬空的，缺乏足够的承托，所以坐久了颈部还是会不舒服（图 3-9-3）。

✕ 不良姿势

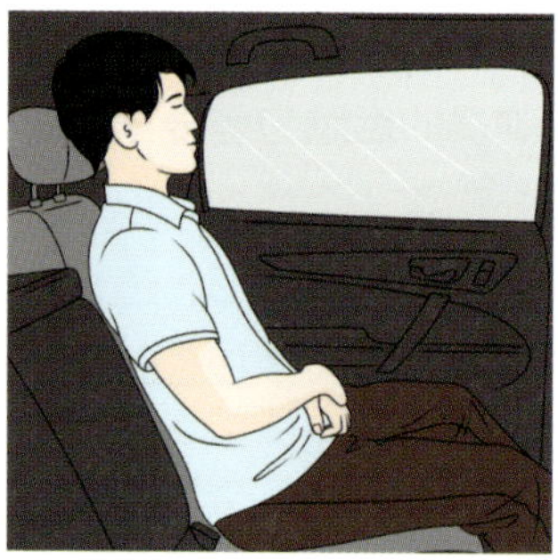

图 3-9-3　颈部悬空坐车姿势

○ 正确示范

我们可以用高度合适的 U 形枕托住悬空的颈部，这样会舒适很多。如果没有合适的枕头，还可以灵活使用衣服或者围巾，临时卷成小枕头来使用（图 3-9-4）。

除了在车上安静地坐着之外，时间一长，我们可能还会忍不住玩手机。

一般情况下，大家要避免在车上玩手机。

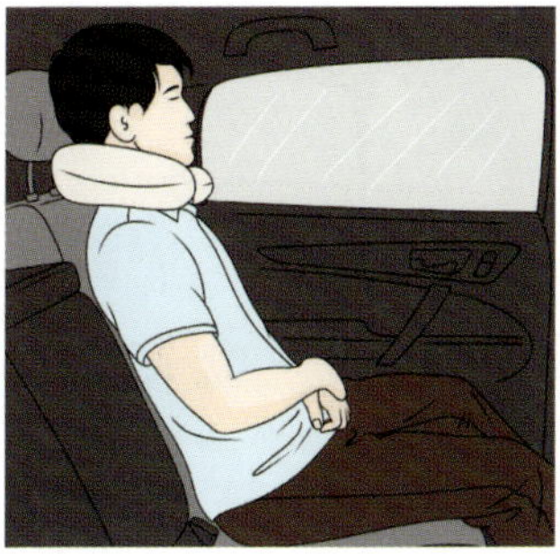

图 3-9-4 推荐坐车姿势

在车上看手机，首先是对视力不好；另外，汽车颠簸将使头颈部上下震荡和左右摇晃，人在伸颈、低头的状态下，落在颈椎上的头的重量增加数倍，更容易损伤颈部（图 3-9-5）。

✘ 不良姿势

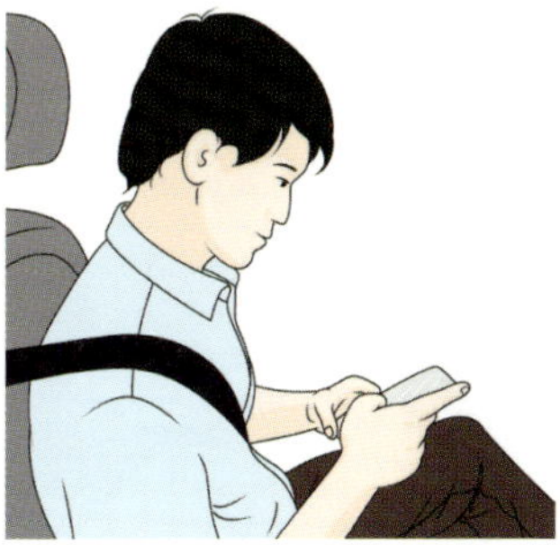

图 3-9-5 车上低头玩手机姿势

不得不用时，大家使用的时间不能太久，最好不超过 5 分钟。同时姿势要正确，腰背部贴紧座椅，颈部不悬空，使颈椎保持自然放松的状态，通过手将屏幕抬到合适的距离和高度（图 3-9-6）。

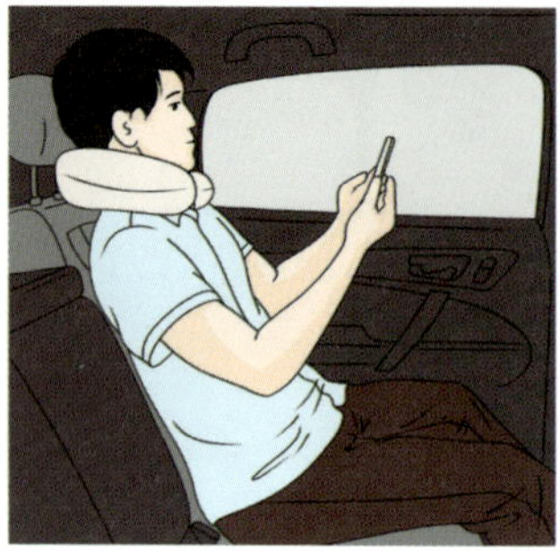

图 3-9-6　有必要使用手机时的推荐姿势

还有一些乘客，一坐上车，就容易犯困，很快就会睡过去，这样短暂的小憩能够让大脑缓解疲劳，重回轻松的状态。但若睡得不好，也容易越睡越累，甚至造成颈椎损伤。

乘客歪向一边睡，肩颈部的肌肉完全失去了保护功能，汽车颠簸过程中对肩颈部造成的不良应力会百倍增加，更容易造成颈部关节和椎间盘损伤（图 3-9-7）。

✘ 不良姿势

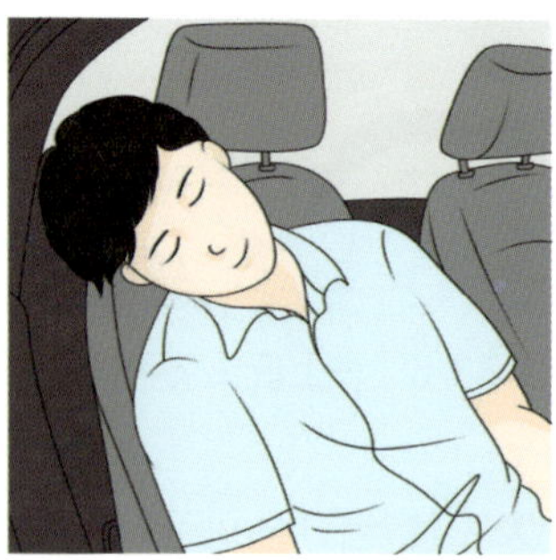

图 3-9-7　坐车头颈歪斜的睡觉姿势

正确示范

后座的乘客建议用厚度合适的 U 形枕托住悬空的颈部，为颈部提供支撑，如果没有合适的头枕，还可以灵活使用衣服或者围巾，临时卷成小枕头来使用。增加腰靠也有效，避免腰部悬空、骶尾部受力，减少腰部受力（图 3-9-8）。

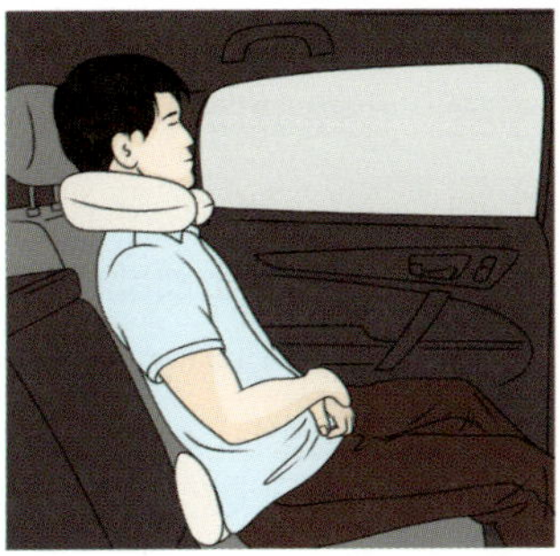

图 3-9-8　车后座睡觉推荐姿势

前座的乘客建议通过调整椅背倾斜角度，增加 U 形枕，避免颈腰处悬空（图 3-9-9）。

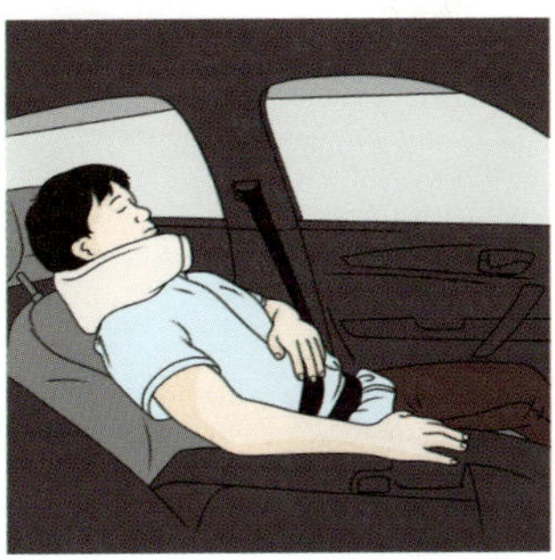

图 3-9-9　车前座睡觉推荐姿势

十、

午休条件很有限，三招教你睡好觉

睡觉本是一种享受，也是健康的需求。可是，学生和办公一族经常为午休的事情苦恼。人很想睡，否则下午就困得没精神；又怕睡，条件差，每次醒来都颈部疼痛。

午休错误姿势主要有以下几种。

❌ 错误姿势一：趴在桌上睡

人趴着午休时，精力得以恢复，但是颈部处于前屈体位，颈椎的生理曲度改变，颈部后方的肌肉在该体位下被拉伸，前额与手臂接触的地方会因受压而疼痛（图 3-10-1）。

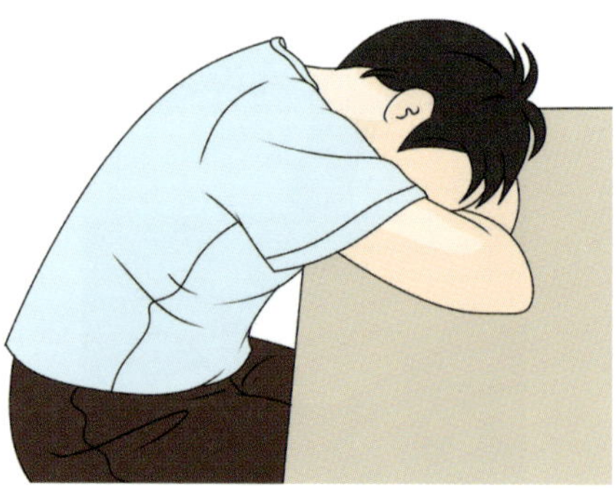

图 3-10-1　在桌子上趴睡

同时，这样睡觉也会影响肠胃健康。人在趴着睡觉时，胃内气体容易滞留而难以排出，随着睡觉时长增加，胃内气体大量聚集时，就容易导致胃胀气（图 3-10-2）。

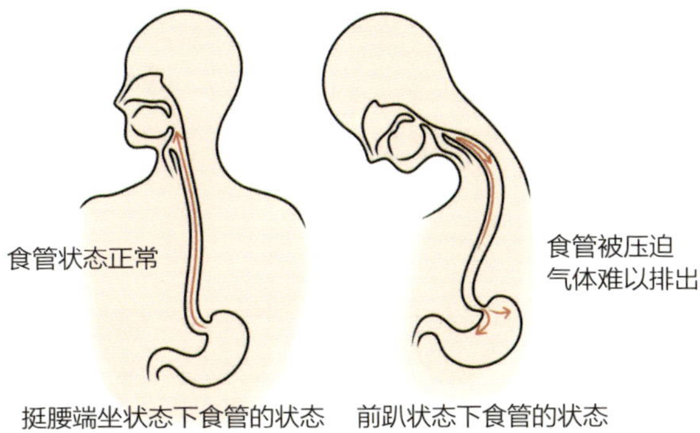

图 3-10-2　不同姿势下的食管状态

❌ 错误姿势二：趴在沙发上睡

人趴在沙发上午休，头一般偏向一侧，使得颈部一侧受压侧屈，小关节受到额外的应力，肌肉也会被过度牵拉，很容易出现落枕，长此以往会加速颈椎退变（图 3-10-3）。

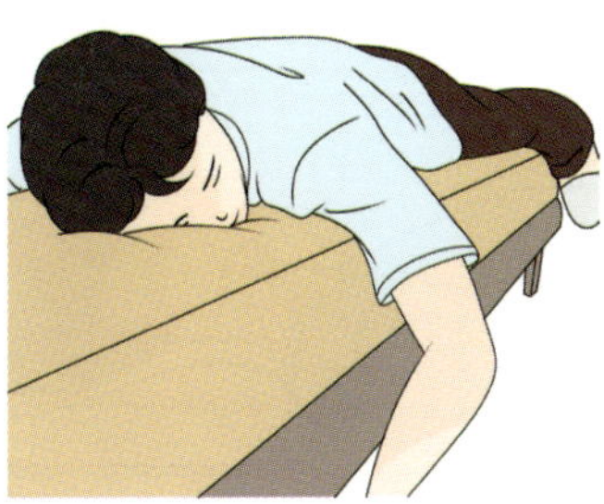

图 3-10-3　趴在沙发上睡

❌ 错误姿势三：不用枕头午休

由于午休时间短，很多人嫌麻烦就没带枕头，直接在几张椅子拼成的平面上入睡。枕头过低或者不用枕头侧睡的时候，整个脊柱受力不均衡，导致颈部受到异常的应力，特别是侧卧时颈椎向一侧偏移，会带来过大负荷，让颈部不能得到充分休息，诱发疼痛、加速退变（图 3-10-4）。

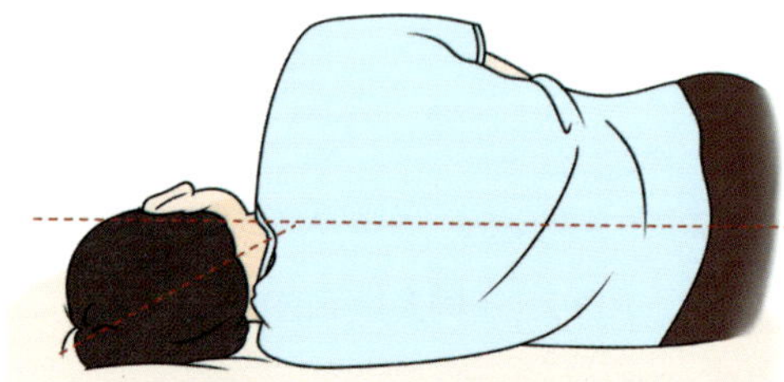

图 3-10-4　不用枕头午休

⭕ 正确做法一：展开小床睡觉

购买轻便的折叠床，午休时展开，枕着高度适中的枕头休息，平时可以收拢起来节约空间（图 3-10-5）。

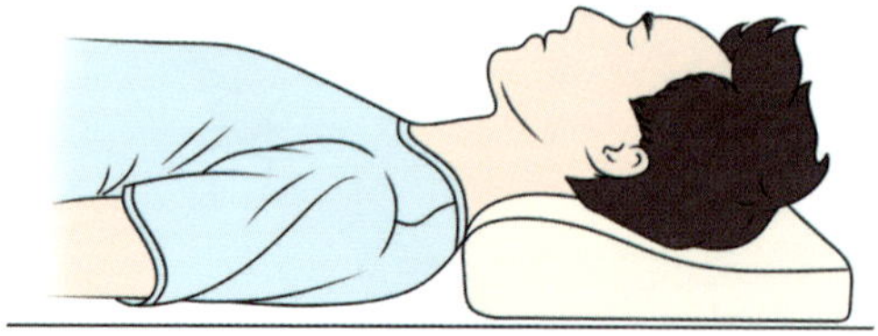

图 3-10-5　展开小床睡觉

正确做法二：放下椅背午休

当空间无法放下一张展开的折叠床时，上班族可以选择放下电脑椅的椅背进行午休，注意头部要靠到电脑椅的颈枕处；如电脑椅无配备颈枕，需要佩戴 U 形枕入睡，腰部紧靠椅背或者使用腰靠（图 3-10-6）。

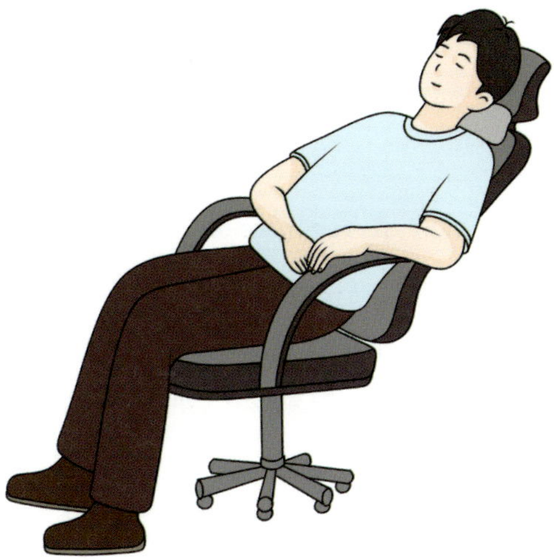

图 3-10-6　放下椅背午休

正确做法三：头靠墙或挡板睡觉

如果午休场所只有角度不可调整的普通椅子，我们可以带着 U 形枕，让头部正后方靠在墙上或者工位之间的挡板上入睡。同时，腰骶部要紧靠椅子靠背，或者用腰垫承托，避免悬空（图 3-10-7）。

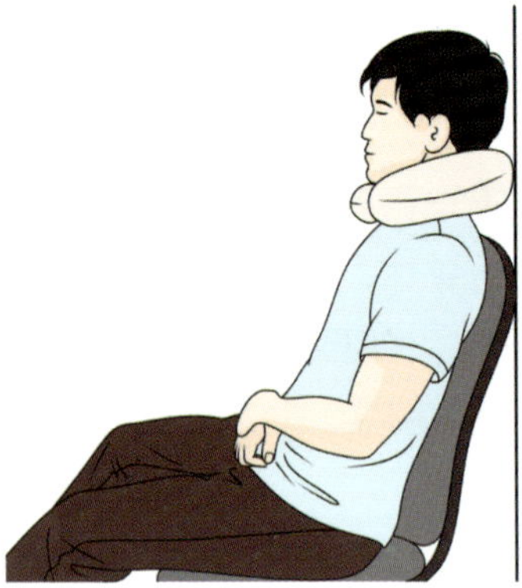

图 3-10-7　头靠墙或者挡板睡觉

正确做法四：抱着抱枕睡觉

在以上条件都无法满足的情况下，我们可以购买比较高的、不易变形的立式午睡抱枕。这样可以减轻趴着入睡时颈椎和颈后肌肉群受到的压力，也减少了胃胀气的风险（图 3-10-8）。

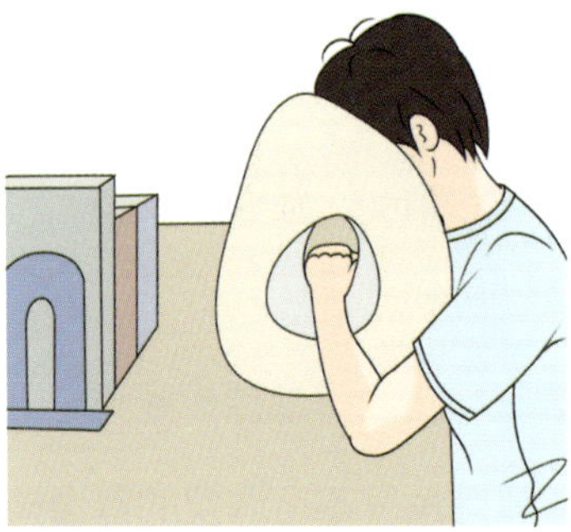

图 3-10-8　抱着抱枕睡觉

高质量的午休是我们下午工作高效率的保障，午休时间短，更应该让自己睡得安稳、睡得健康。

十一、

锻炼方法需选择，出错常致颈损伤

想要保护颈椎健康，离不开运动。运动不仅仅要动起来，更要讲究正确地动，盲目跟风运动，反而会损害颈椎健康。以下内容将聚焦颈部运动，帮助大家纠正目前在游泳、打羽毛球、吊单杠等运动中存在的锻炼误区。

1. 游泳与颈椎

游泳时颈椎的错误使用方式及原因

常有人说：“游泳可以治好颈椎病”。**但实际上对于颈椎病患者而言，游泳不一定会给颈椎带来正面影响，所以我们并不建议颈椎病患者为了治病开始游泳。**长期游泳的人，其颈椎已经习惯了游泳这项运动，除了椎管狭窄的患者外，病情稳定时可以继续进行。但平时不怎么游泳的人，或者根本不会游泳的人，如果因为治疗颈椎病才开始游泳，则可能增加颈部负担。

专业泳姿换气的动作是这样的：通过规范的划水动作来提升上半身位置，顺势将头颈部轻轻托起，口鼻便可以离开水面完成呼吸动作。然而大部分业余人员并不能把这个动作做到位，经常依靠大幅度抬高颈部和头部来呼吸（图 3-11-1）。

这样做，虽然对颈部肌肉有一定锻炼作用，然而也过度活动了颈椎关节和椎间盘。对于年轻人的颈椎来说，可能问题不大，而对于已经有椎间盘突出、椎管狭窄的患者，则可能是一种伤害。游泳后颈椎反而更难受，主要存在以下四方面原因。

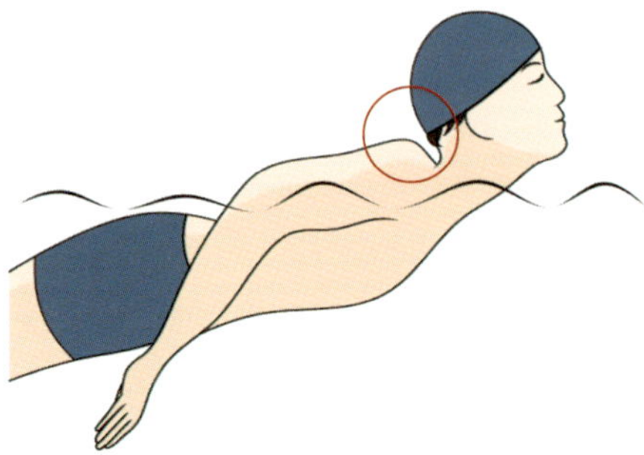

图 3-11-1　游泳时过度仰颈

（1）没有做好充分的热身运动：热身运动是游泳前最重要的准备环节，不仅能活动身体筋骨、关节，提高筋骨的协调能力，还能促进气血运行，避免了因突然进入游泳状态导致颈部气血状态骤变，能有效预防颈部受凉，为颈部提供了一段运动缓冲期。

（2）游泳姿势不标准：人在水中活动和在陆地上活动受到的阻力是有明显区别的，在水中受到的阻力明显更大。这就导致了一些游泳初学者在游泳时为了节省力气、减小阻力，每个动作都做得不到位，引发肌肉拉伤；或者是由于过于频繁的后伸动作，引起颈椎关节损伤。

（3）因过度后仰而损伤脊髓和神经根：颈椎本身已经有椎间盘突出和骨质增生的情况，椎管已经狭窄，人在换气过程中动作不标准，导致颈部过度且过于频繁地后仰，造成脊髓不断受到增生物的刺激而受损伤。中老年人群的颈椎往往有明显的骨质增生，在蛙泳或自由泳的过程中，过度抬头、仰颈都可能导致神经根和脊髓受损，从而诱发颈椎病。

（4）不注意保暖，导致颈椎受寒：大家在泳池尤其是室外泳池游泳，游泳结束后如果不注意擦干头发和身体，身体表面湿气较重，可能会在被风吹的过程中遭受风寒侵袭，引发颈椎问题。

2. 打羽毛球与颈椎

打羽毛球对颈椎的作用

人在打羽毛球的过程中，颈部肌肉能够得到拉伸，从而缓解了肌肉紧张与疲劳。人在吊高球或者接高球时，头后仰的动作也能在一定程度上改善因长期低头引起的生理曲度变直、椎间盘突出等问题。

打羽毛球时的颈椎使用禁忌

对于部分患有发育性椎管狭窄的年轻人以及部分存在退变性椎管狭窄的中老年人来说，可能因为没有出现症状，也从未做过相关的磁共振成像，他们对自己的颈椎情况不了解，容易将打羽毛球作为自己的日常运动方式。

然而，对于这类人群而言，打羽毛球时的仰头动作便从“颈椎良药”变成了致病因素。其在打球过程中，若颈部不断过度后伸（图 3-11-2），会加重椎管狭窄情况，导致脊髓受压，并随着运动强度、时长、受压程度不断增加，可能导致某一天突然发病。

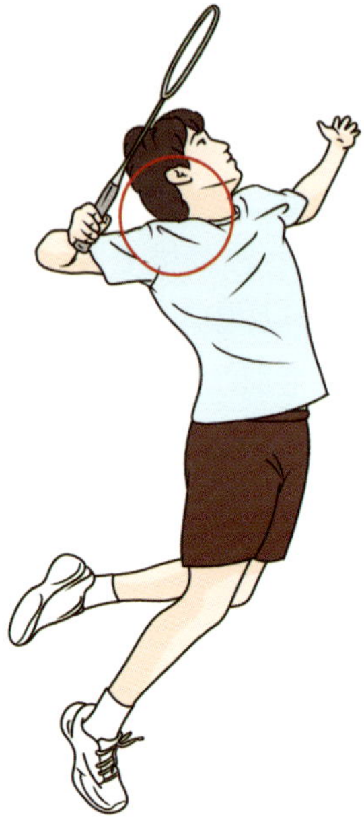

图 3-11-2　打羽毛球时头过度后仰

这一原理，同样也适用于其他可能存在仰头动作的锻炼，如打篮球投球时的后仰、放风筝时抬头看天、部分瑜伽中的头部持续后仰拉伸的动作等。

3. 米字操与颈椎

“颈椎不适？试试用头写米字。”

一直以来，网上不少科普文章和专家都推荐大家通过做米字操来锻炼颈椎，缓解不适，这种以头顶或下颌为笔头，以颈部为笔杆的写字保健法（图 3-11-3），对缓解颈椎不适真的有效吗？

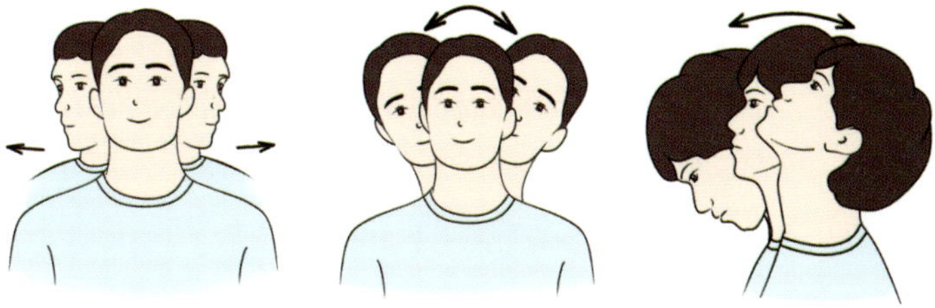

图 3-11-3　米字操

米字操对颈椎有好处

工作时，如果我们长时间保持一种姿势，颈椎、颈部肌肉就会处于紧张、僵硬状态。通过练习米字操，我们能够活动颈部，拉伸周围肌肉，改善肌肉紧张、僵硬状态，从而达到锻炼颈椎、缓解疲劳的效果。与此同时，多方向转动头颈部，还能在一定程度上提高颈椎的活动度，改善关节粘连。

对于颈椎健康的人群来说，如青少年、青壮年，无明显的椎间盘突出和骨质增生，米字操不失为一种良好的锻炼方式。

米字操的使用细则

对于颈椎病患者来说，在练习米字操时尤其需要注意，不能盲目地活动颈部。

（1）患有颈部椎间盘突出症的人，在活动颈部时，注意尽量不做低头的动作。

（2）存在发育性颈椎椎管狭窄的人，颈椎所面临的风险要远高于正常人，在活动颈部时，注意不能做头部后仰的动作。

（3）老年神经根型颈椎病患者，多数存在神经根管狭窄的情况。其在发作期和缓解期，不适宜做米字操，尤其不能做颈部后伸的动作。

（4）脊髓受压者，不管发病还是没发病（没有出现四肢酸软无力、走路像踩棉花等临床症状），都尽量不要转动和屈伸颈椎，减少颈椎活动。过度的屈伸和旋转动作，尤其是过度的后伸动作，可能会加大对脊髓的刺激和压迫。

4. 吊单杠与颈椎

由于现今人们对于体育锻炼的重视，越来越多健身器材出现在人们生活的小区以及散步的公园中，其中就包括了最常见的单杠。

吊单杠运动对于人们锻炼身体、提高身体素质有很好的作用，深受大家的喜爱，还有人说“吊单杠能治颈椎病”，这是真的吗？

吊单杠对颈椎的作用

吊单杠能够起到一定的放松颈肩部肌肉、改善轻度酸痛症状的效果。但对于骨质增生、椎间盘突出等患者而言，由于颈部在吊单杠运动时的状态和平时站立时相差不大，并不能起到锻炼和保健作用（图 3-11-4）。

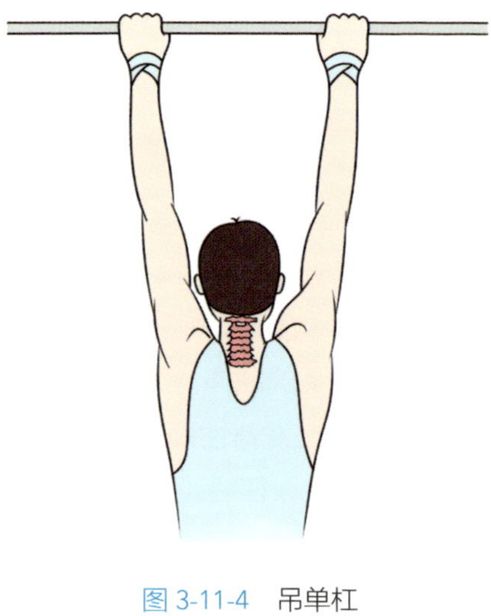

图 3-11-4　吊单杠

与颈椎相比，吊单杠对腰椎的作用更大一

些，其对腰椎有牵引作用，能拉伸胸腰部肌肉以及胸椎和腰椎，有助于突出的椎间盘回纳以及重吸收，具有缓解症状、改善疼痛的作用，对姿势性脊柱侧弯的人群，由于重力的牵引作用，可以在一定程度上帮助改善脊柱侧弯（图 3-11-5）。

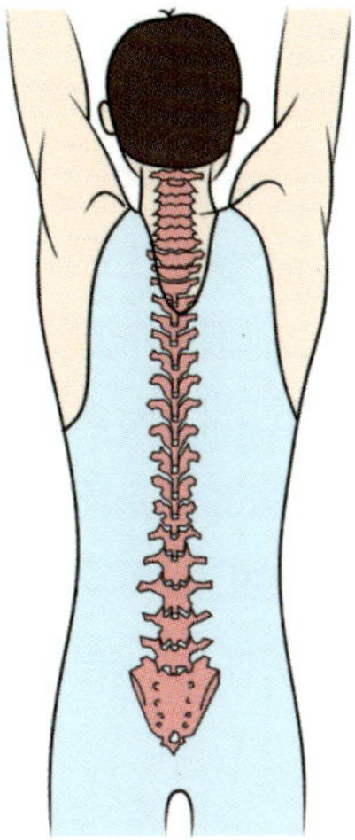

图 3-11-5　吊单杠拉伸胸腰椎

吊单杠的风险

吊单杠，对于人的肩关节、腕部、手部力量及筋骨平衡性、协调性要求高，稍有不慎，就容易导致肩袖损伤和韧带损伤，还容易诱发腕管综合征、屈指肌腱狭窄性腱鞘炎（又称“弹响指”）、手指关节炎等手部和腕部病症。

5. 骑车与颈椎

无论是日常上下班骑车通勤，或是周末约上三五亲朋好友一起骑行锻炼，自行车在我们的生活中随处可见，是我们出行和出游的好伙伴。但是，很多人可能不知道，自行车车型的选择和骑车姿势都大有讲究。

骑车对颈椎的影响

日常用于通勤的自行车，其在设计上车把高度高于车座，能够维持人上半身相对直立的状态，颈椎能够保持中立位，负担不重。但如果是山地自行车，为了适应越野、竞速的需求，它们在设计上，往往车把比车座要低。在骑行过程中，骑行者会被迫出现上肢前倾、头部仰起的姿势（图 3-11-6）。

这样的颈部后仰动作，和大多数人平时工作的姿势相反，对于长期低头导致生理曲度变直、椎间盘突出者的颈椎来说，能够使平常紧张的肌肉和韧带得到牵伸，平时松弛的肌肉得到锻炼，是一个舒服的动作，能有效改善颈部疼痛不适、肌肉僵硬等症状。

但对于颈椎椎管狭窄、神经根或脊髓受压者来说，却是一个不友好的动作。人在骑行时，头颈部长时间呈后仰状态，椎管容积、椎间孔面积减少，这种程度的减少对于正常人来说可能并无任何影响，但对于椎管狭窄的患者来说，就会导致狭窄进一步加重，导致神经根和脊髓的受压程度加重，从而诱发颈肩疼痛、手脚发麻等症状。

且长时间的后仰动作，与人平时使用颈部的习惯不同，也会大幅度增加颈肩部肌肉的负担，容易导致局部劳损。

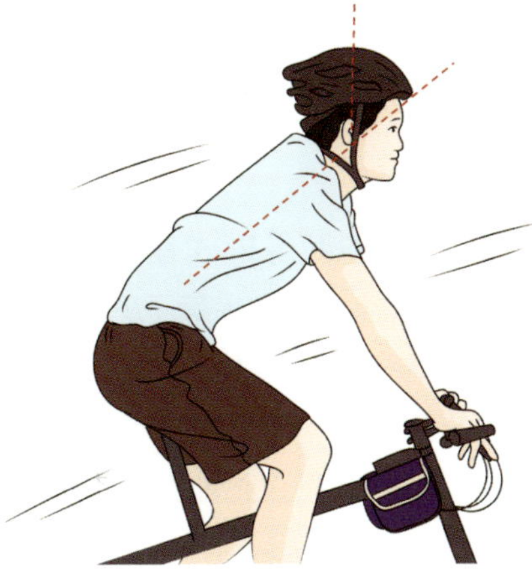

图 3-11-6　骑山地自行车头颈后仰

正确骑行锻炼的方法

（1）调整合适的车把、车座高度：在条件允许的范围内，可调整车把、车座至合适的相对高度，减少身体前倾、颈部后仰幅度。

（2）走走停停、适时休息：尽管是正确的骑行姿势，只要身体固定一种姿势时间过长，同样会引起肌肉劳损和不适。所以，若是骑行路程超过 45 分钟，不妨给自己设定一些休息节点，劳逸结合。

（3）多变换姿势：多转动颈部看看左右，活动颈部肌群；适时变换骑行姿势，如在上坡时站起来骑车，这样也可减缓颈部压力；多切换握车把的位置，或者选择装上休息把，便于放松颈部肌群。

（4）加强颈部锻炼：平日注意锻炼颈部肌群，增强肌力。

（5）调整车架尺寸：每个人的身高、腿长与臂长都有些许差别，自行选购的自行车，还可以针对个人的身形做细微的调整，可避免因车架尺寸不合适带来诸多问题。

6. 吊脖子与颈椎

近些年，吊脖子这种锻炼形式在中老年人群中悄然流行，不少人在网上发布各种花样吊脖子的视频（图 3-11-7），并且还在视频里宣称这种悬挂牵引的方式能够强身健体，改善颈肩疼痛，治疗颈椎病，引得不少中老年患者纷纷模仿。

实际上，这种锻炼方式不仅不能治疗颈椎病，还会带来巨大的损伤风险。

吊脖子这一形式，借鉴了临床上颈椎牵引原理，颈椎牵引主要是通过牵拉使得椎间隙变宽，减少椎间盘压力，从而利于减轻对神经的刺激和压迫，达到缓解症状的目的。

在实际操作过程中，需要由专业的医生对牵引的角度和力度进行严格把关。

《颈椎病牵引治疗专家共识》指出，牵引重量在体重的 10% ~ 20% 一般无明显不良反应，牵引重量在体重的 20% ~ 30% 时需要仔细评估、慎重使用。如果牵引重量超过体重的 30%，则有可能导致收缩压、舒张压和心率的改变。因此大重量牵引应当谨慎。

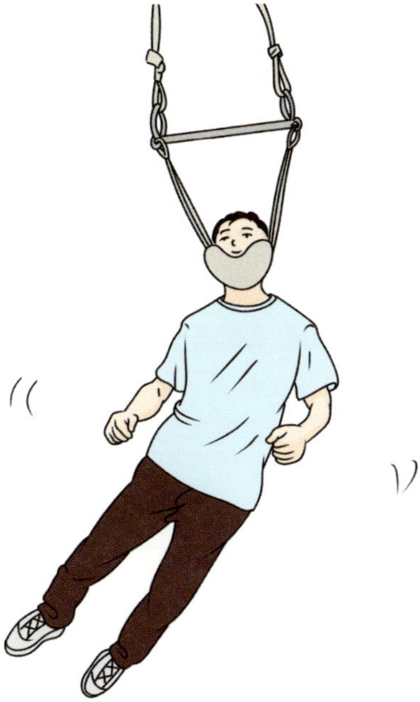

图 3-11-7　可能致命的吊脖子

而网红锻炼中的吊脖子，“别出心裁”地采取站位牵引的方法，以自身体重为牵引力，盲目将牵引重量放大至标准范围的数倍！

有些人吊脖子的同时还在摆动身体，各种花样层出不穷，然而这些动作并不像他们所宣称的那样具有健身效果，反而大大增加了外力的强烈程度，徒增了锻炼风险，危险程度不亚于电影情节中特工飙车到时速 200 千米，开得又快又狠，看上去很英雄，但普通人在现实中是绝对不能学习和模仿的。

在如此大的重力作用下，颈椎的关节囊、韧带会受到超过极限的牵拉，长期如此会导致韧带、关节囊的松弛，造成颈椎不稳定，反而极大地增加严重颈椎病的发生风险。

尤其是中老年人群，虽然平时颈部不痛不痒，但可能存在增生问题，颈椎椎管出现狭窄，甚至脊髓受压；还有些人颈总动脉和椎动脉有斑块，过度牵拉后，不仅会引起肌肉、关节损伤，还会引起脊髓受伤或血管堵塞，甚至有呼吸暂停、瘫痪、脑卒中（俗称中风）的风险。

对于本身有颈椎病的患者，在大重力的负荷下，也极易导致颈椎病的复发、加重，甚至出现高位截瘫等极端情况！

枕头伴侣没选好，
惹出麻烦真不小

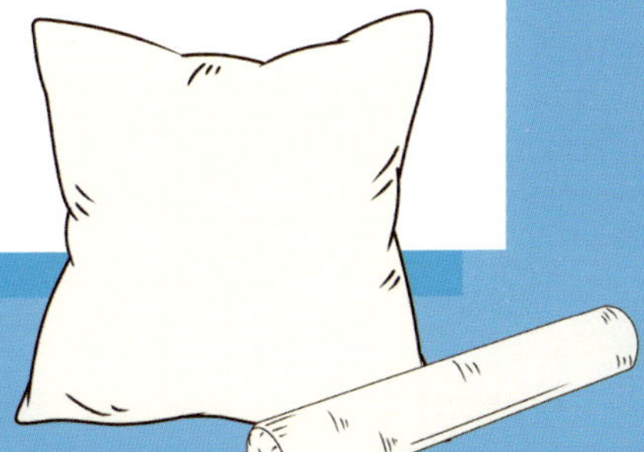

一、

不用枕头迟早会有大麻烦

人一生中有 1/3 的时间在睡眠中度过，只有睡好觉，才能确保有充沛的精力投入工作和学习。

然而，很多人表示自己不需要这个“人生伴侣”，因为有传言说：“不用枕头对颈椎好”。

但事实真的如此吗?

错！无论是健康人群还是颈椎病患者，不用枕头迟早会惹出大麻烦！

健康人群

对于广大青少年及成年的健康人群而言，颈椎曲度已相对稳定。

平卧时不用枕头，颈部下面空落落的，头会向后仰，生物力学研究表明，在这种状态下颈椎后方小关节承受的压力比向前屈时高出一倍之多。与此同时，由于人的后脑勺是圆的，不用枕头睡着后，头部容易歪斜，带动颈椎扭曲，加速颈椎的慢性退变（图 4-1-1）。

侧卧时不用枕头，没有支撑的头颈部则会向床一侧歪斜，挤压一侧小关节，同时过度拉伸另一侧的颈肩部肌肉、韧带等软组织，时间长了会导致难以缓解的肌肉痉挛，局部变得硬邦邦，而且有广泛的酸胀、疼痛感，还可能引起反复落枕（图 4-1-2）。

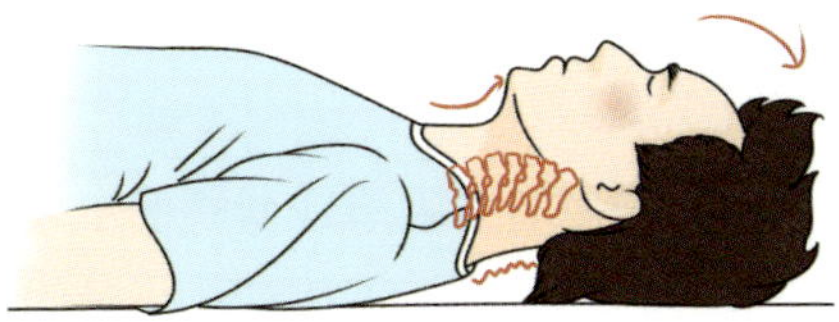

图 4-1-1　平卧时不用枕头

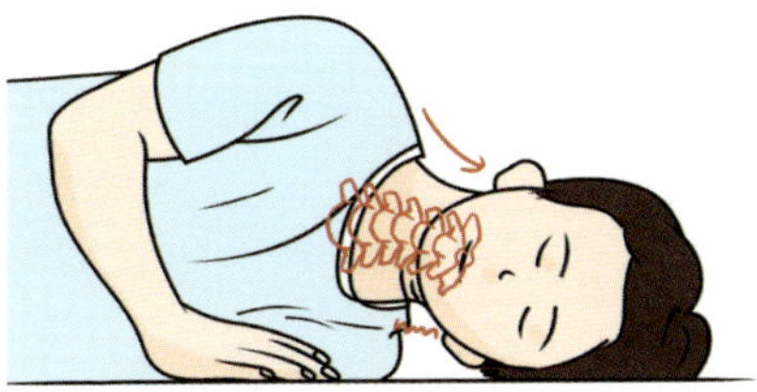

图 4-1-2　侧卧时不用枕头

这种在睡眠中缺少支撑的体位变化，使肌肉、韧带在不断地过度拉伸和放松之间切换，造成颈椎以及周围软组织的慢性劳损，严重者可影响整个脊柱的健康。

此外，不用枕头睡觉还容易造成寰枢椎的血管形成夹角，椎动脉供血不足导致大脑皮层缺血，导致睡眠质量明显下降，第二天晨起时常常感到头昏脑涨、精神难以集中。

存在高危因素的人群

发育性颈椎管狭窄、关节突增生、韧带肥厚常被视作诱发颈椎病的高危因素。对于存在这些情况的人群，睡觉时撤去枕头后，颈部有向后仰的倾向，上述危险因素呈现动态变化，其颈椎椎管、椎间孔更为狭窄，增生骨赘及肥厚的韧带对椎管的侵犯程度大大增加，久而久之，带来脊髓、神经根损伤的风险，最后很可能导致脊髓、神经根、椎动脉等组织受压发病。

颈椎病患者

因椎间盘突出、韧带增生肥厚或骨质增生等引起局部神经根或脊髓受压的颈椎病患者，在不用枕头平卧时，颈椎椎管的有效容积会被进一步压缩，神经所受压迫加重甚至出现损伤，导致原有的手麻、手痛以及乏力等症状恶化，即使行减压手术治疗也难以获得明显改善。

所以，无论是健康人群还是颈椎病患者，不用枕头睡觉迟早都会有大麻烦！

二、

枕头高低，谁说了算
——量身配枕才准确

在使用了枕头之后，很多人又会产生新的烦恼：总觉得买的枕头用得不舒服，醒来颈部依旧很累，精神也很差，甚至第二天还落枕了。

这其实与枕头高度不合适有很大关系，枕头高度不合适，高了或低了，对颈椎都不好！

若枕头过低，虽然比不用枕头好一些，但是颈部在平卧时还是会过度后仰，或是侧卧时屈向一边，使颈部的肌肉和韧带得不到放松，就会出现紧张，最后使颈椎小关节错位而出现落枕。

而枕头高了，也并非就能“高枕无忧”，颈部呈过度前屈状态，时间一久，除了会引起颈椎后方肌肉群与韧带劳损之外，还会破坏颈椎的自然生理形态，出现颈椎变直甚至反弓，加速颈椎退变。

那么，究竟该怎么判断自己的枕头是高了还是低了?

虽然流传各种说法，如一拳高、15～20 厘米等，但这些标准都存在一定的局限性。枕头的高低都是相对而言的，不同体型、不同颈椎状态，有不同的合适高度，关键在于量身配枕，只有合适的枕头才能使我们的颈椎在睡眠中充分放松和受到保护。

在接下来的篇章中，我们会逐一讲解，为大家揭开量身配枕的真实面纱。

三、

平睡很舒服，侧睡很难受，问题出在哪——睡姿

李先生出现肩背痛很多年了，不是很严重，就是总觉得不舒服，特别是在睡醒后，总是找不到原因。

李先生前来就诊，我们关注到他睡醒后疼痛加重的情况，在了解他的睡眠和用枕习惯后，发现他平时既会平卧也会侧卧，枕头比较薄，8 厘米左右，他觉得这样的枕高平卧起来更舒服，一睡高的枕头颈部就不舒服。

然而，问题就出在了这里。

李先生身体较为壮实，属于肩宽的类型。8 厘米左右的枕头，他在平卧时，被头压缩后的高度基本上在 5 厘米，能够给他的颈部提供足够的支撑力，帮助颈椎维持在中立位（图 4-3-1）。

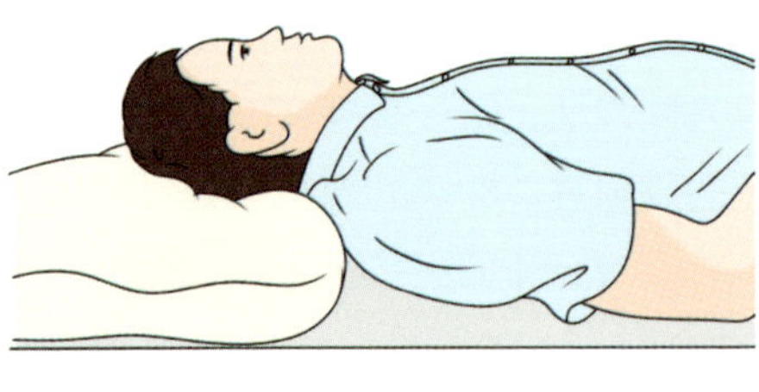

图 4-3-1　李先生平卧

然而，他在侧卧时，枕头高度却远远不能满足其远超 15 厘米的肩宽，长此以往，给颈、肩、背带来了一系列的影响：他的头颈部没有得到足够支撑，就会向床一侧歪斜，导致另一侧颈肩部肌肉、韧带等软组织持续紧绷，时间长了就会产生广泛的酸胀、疼痛感；受压一侧的肩胛骨被往前推，带动肩背肌肉向内拉伸，导致肩背肌肉长时间处于紧绷状态，容易感到疲劳不适（图 4-3-2）。

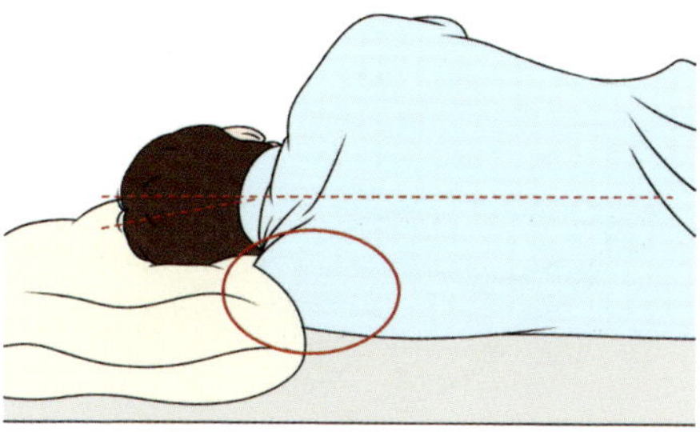

图 4-3-2　李先生侧卧头颈歪斜

此时，再加上身体重量的加压，如果体重较大，还容易对肩关节、胸锁关节产生不良应力，进而引起身体多处疼痛、酸软（图 4-3-3）。

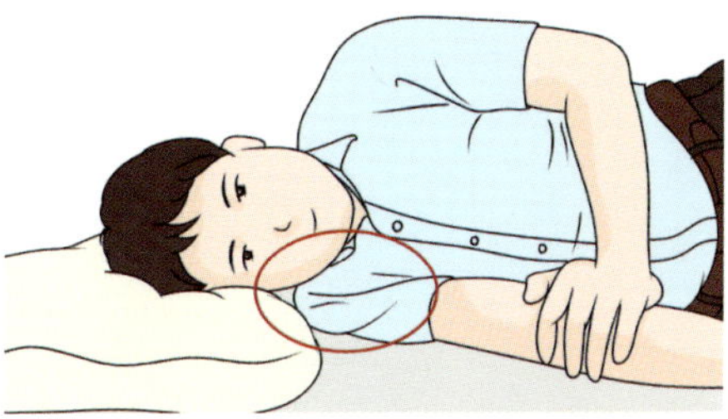

图 4-3-3　李先生侧卧肩膀受压

所以，李先生的案例告诉我们在选枕时要考虑睡姿的因素。

如果是睡姿固定的人，枕头高度也可以相对固定，符合平卧或者侧卧其中一种所需的高度即可，而如果你像李先生一样既要平卧又要侧卧，则枕头需要兼顾两个高度，比如两边高、中间低的蝶形枕，平卧时睡在蝶形枕的中部；侧卧时，根据翻身方向睡蝶形枕的左右两侧，使头、颈、身体基本保持在同一水平线上。

根据这一原则，李先生量身定制了一款属于他的蝶形枕（图 4-3-4）。

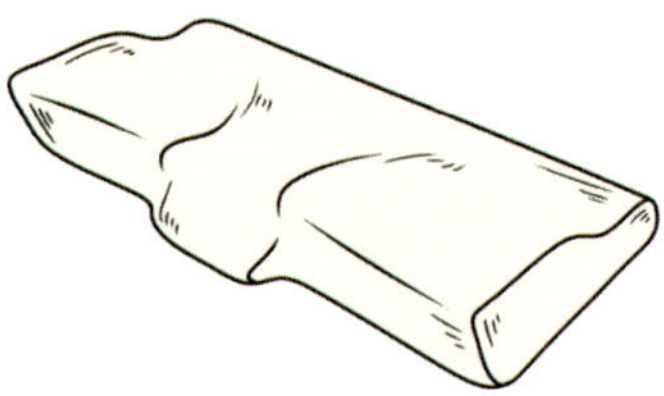

图 4-3-4　蝶形枕

换枕头睡了两个月后，他的肩背疼痛得到了明显的改善。

四、

新婚夫妻枕头成双对，是对还是不对——体型

在门诊中，我们曾遇到一对新婚夫妻前来就诊。

丈夫高大威猛，妻子娇小可爱。

两个月前，他们为新房选购了一整套新的床品。

但是，没过多久，丈夫就发现新的枕头睡得颈部很难受，睡醒后疼痛尤为明显，而使用同款枕头的妻子却相安无事，无论是颈椎还是睡眠都没有受到影响，这究竟是怎么一回事?

答案就在于他们两人的体型差异。

两人都更喜欢平卧的睡姿，妻子体型娇小，适合薄一点的枕头，然而这个枕头高度对于丈夫来说却属于低枕，他体格健壮，背部较为丰厚，在平卧时需要比妻子更高一些的枕头以更好地承托头颈部，否则高度不适配，头颈部就会在平卧时就出现过度后仰，颈部在睡眠中得不到放松，进而出现疲劳、疼痛等各种问题。

所以，体型也是在枕头选购中的需要考虑的因素。

体格健壮、背部较丰厚的人，需要在平卧时用高一点的枕头，喜欢侧睡的话则也需要相对高一点的枕头；而对于较为消瘦，但是肩膀较宽的人，平卧枕头不需要太高，适合即可，但侧卧时需根据肩宽，采用高一些的枕头以保持足够的承托。

五、

中老年人对枕头很挑剔——年龄

对于健康人群（没有颈椎病或仅仅有轻微颈肩部酸痛、X线片检查颈椎无明显问题的人），一般我们以45岁作为分界线。

45岁以前，颈部整体的肌肉、骨骼、关节等结构退变较轻，柔韧性好，可塑性强，即使枕头不合适，颈椎自适应的速度也比较快。所以，我们会发现年轻人一般对枕头要求不高，此时，选择枕头的目标更多是保持或重建这一人群颈椎的生理曲度，重建颈椎的生物力学平衡，使颈椎甚至脊柱整体的稳定性增高，减缓颈椎退变，因此，该人群建议多平卧，使用低一点的枕头，让颈椎和全身得以放松，枕头形状最好用蝶形枕，转换为侧卧位时，枕头的两侧高度得以匹配肩宽。

45岁步入中老年以后，颈部整体的肌肉、骨骼、关节等结构大多存在不同程度的退变，曲度消失，增生明显，柔韧性变差，颈部僵直，颈部受损也不容易恢复，只要枕头稍微高了或者低了，都会有不同程度的不适，如出现酸软、疼痛，因此，对枕头的整体要求会比较高。

同时，中老年人的颈椎退变比较严重，如椎间盘突出、黄韧带肥厚等，甚至脊髓、神经受压，但由于大部分人的退变是缓慢的，颈椎、脊髓、神经都存在一定的耐受性，因此，平时生活中并不发病，但若是刻意地让他们恢复颈椎生理曲度，反而会打破其稳定性，引发颈椎病。

此时，中老年人选择枕头的目标与年轻人不同，应该要顺应其颈椎现有的生理曲度，保证颈部承托力，保持颈椎稳定，避免进行曲度调整，建议使用波浪形枕头，既能保持头颈部有一定的前屈角度，又能适配肩宽。

年龄不一，选枕的目标和方法不一样。但是这里提到的 45 岁其实更精确地说，应该是指颈椎年龄，因此，对于处在这个年龄段的人群，不妨通过专业的医务人员为自己的颈椎进行体检，评价到底适合哪种枕头。

六、

酒店枕头好几个，为什么都不好用

大家平时外出多数选择住酒店，朋友们有一个共同的困扰：酒店的枕头那么多，但就是很难找到一个合适的，容易睡得不舒服。

虽然不少酒店为了满足顾客多样化的需求，一张大床常放置四个枕头，但是亲身试验后就会发现，很多时候它们可以做靠枕，可以做抱枕，但是都不适合用来睡觉。

高一点的枕头，如填充饱满的羽绒枕，在床头靠着舒服，然而睡觉时就会发现枕头过高，颈部呈过度前屈状态，时间一久，颈部就难受得不行；矮一点的枕头，则又太薄太软，无法提供足够的支撑力，头部过度后仰易造成肌肉劳损，就算几个堆叠在一起到了较为合适的高度，一旦转变睡姿，则又会觉得不舒服；还有一些酒店会提供荞麦枕，里面的荞麦可以堆成适合自己的高度，但因为头部重量的压迫，合适的高度会逐渐改变，睡久了也不舒服。

对于中老年人群来说，他们的颈椎状态多数较差，大部分存在肌肉萎缩、筋膜损伤及骨质增生等情况，部分还患有颈椎病，对枕头的要求很高，在外旅游时，就更觉得酒店枕头不合适。

所以，为了避免在住酒店的过程中老是睡不着、睡不好，我们推荐大家专门购买一个适配自己颈椎情况的出差枕，出差时就将它折叠打包装入行李箱中，这样就可以将舒适和健康随时带在身边。

七、

枕头款式千百种，哪种才能适合你

市面上枕头的种类五花八门。每种枕头都有人在推荐，但事实上，枕头好不好，不仅仅是颈部感觉舒服不舒服的问题，还需要有一定的科学道理。

枕头从形状上来分，可分为蝶形枕、波浪枕、小圆枕和方形软枕，不同形状适配不同情况。

蝶形枕中间低两边高，兼具两种高度，平卧时可睡在较低的中间，侧卧时则睡在较高的两侧，适合平时既会平卧又会侧卧的人群（图 4-7-1）。

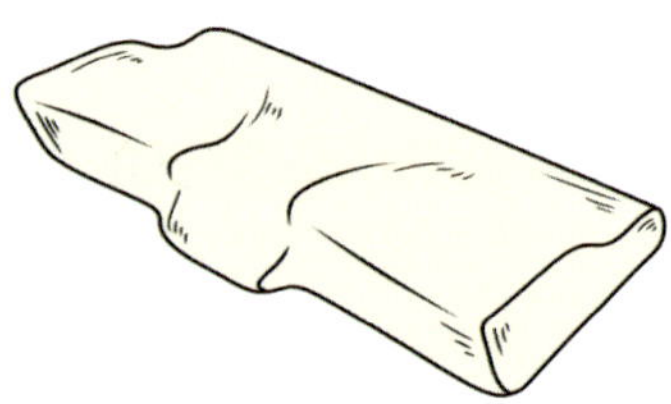

图 4-7-1　蝶形枕

波浪枕前高后低左右一样，高度固定，适合单一睡姿的人群（图 4-7-2）。

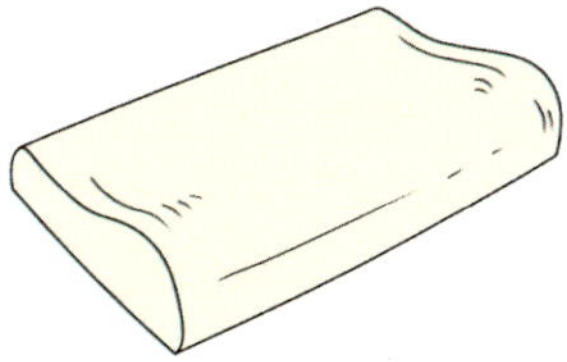

图 4-7-2 波浪枕

小圆枕，呈现圆柱或者半圆柱状，具有一定的改变颈椎曲度的作用，按需正确使用，可以有效放松颈部后方紧张的肌肉、筋膜，改善颈椎曲度变直，但不适用于睡觉（图 4-7-3）。

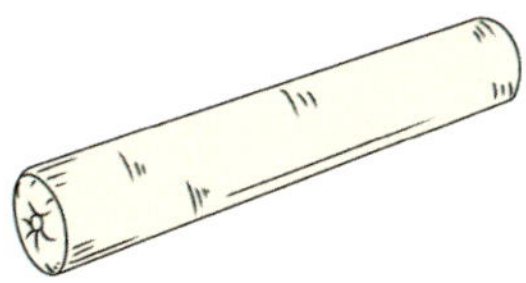

图 4-7-3 小圆枕

方形软枕，大多填充饱满，呈现中间高、四周低的形状。人平卧时，枕头中间高度较高，但转身侧卧睡枕头两侧时，高度较低，不符合一般人体型的需求，且由于宽度不足，翻身时可能会使枕头滑动从而出现睡不着枕头的情况，因此只适合用作靠枕、抱枕（图 4-7-4）。

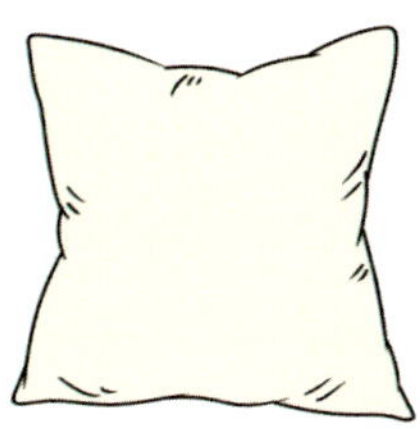

图 4-7-4 方形枕

从材质上分，有乳胶枕、记忆棉枕、羽绒枕、棉花枕、竹木或陶瓷制成的硬枕以及填充了荞麦皮、绿豆皮、决明子等药材的药枕等。

木头、陶瓷做的枕头不会变形，难以与头颈部的形态相适配，更不能调整高低，且材质较硬，睡久了容易让人颈后、枕后受到的压力过大，易引起疼痛。

而棉花枕、荞麦枕、乳胶枕都有一定的弹性，可因头颈部下压而变形，从而使之与头颈部的形态相适配，但不同的填充材料，承托力也有所不同。

棉花枕睡起来柔软舒适，但是材质承托力不足，受压后回弹性差，枕头内流动的填充物，由于睡姿的频繁改变，会逐渐向不受力的地方排开，而真正的受力部分则会随着填充物的排开，不断变扁、变矮，不能聚拢变高，所以需要及时填充棉花，且只适合单一睡姿的人（图 4-7-5）。

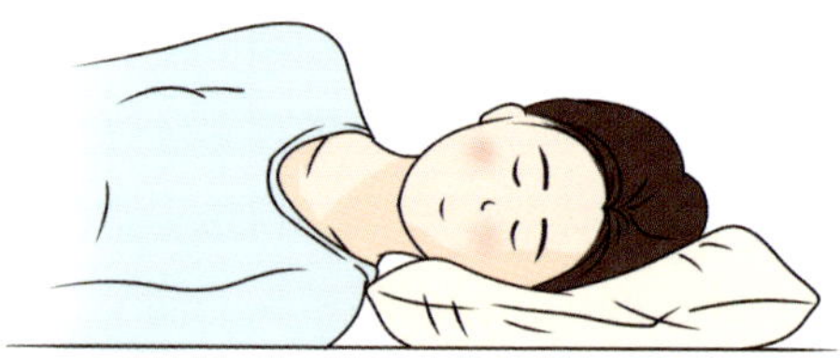

图 4-7-5　棉花枕受力填充物“排开”

荞麦枕的填充材料天然、量大，是枕头的热门之选，很多人会自己用荞麦做一个高一点或矮一点的枕头，以适合自己的体型和睡姿，即使不太合适，也可以在刚睡下时，移动里面的荞麦来调整高度，且透气性好，但需要注意的是，荞麦枕也有缺点，刚睡下时调整好的高度，因为头部重量的下压，里面的荞麦会被排开，合适的高度也因此改变了。更重要的是，荞麦枕只能固定于平卧或侧卧中一种高度，如果平卧和侧卧不固定，荞麦枕的高度就不合适了。

乳胶枕具有支撑力好和回弹慢的特点。睡下后，枕头被下压到一定的程度后，就不会继续压缩，形成比较稳定的支撑力。因此，现在的枕头以乳胶枕为主流。

但是，不同厂家生产的乳胶枕，软硬度并不一样。高度一样的枕头，其支撑力可能不一样，不可能对所有的人都有很好的支撑作用。选用乳胶枕，也需要个性化考虑各种因素，才能起到保护颈椎的作用。乳胶枕可做成各种各样的形状。如果能个性化选用合适的形状，则可在平睡和侧睡时都维持颈椎于中立位。

八、

中药做的枕头，就有护颈作用吗

李时珍在《本草纲目》中说："苦荞皮、黑豆皮、绿豆皮、决明子……作枕头，至老明目。"于是，许多人用药材来填充枕头，并把它们叫作药枕。

不可否认，绿豆清热解毒、黑豆补脾益肾、决明子清肝补肾……用药材填充枕头的确具有一定的养生功效，但比起单纯地通过气味挥发进鼻子，内服中药会更加有效。

其实，枕头对颈椎护养的首要作用是支撑，而实际上这类药枕与上述的荞麦枕一样，仅有单向变扁、变矮的调节，无法起到真正适配睡姿的作用。如果药枕失去了枕头的基本作用——支撑作用，那么，强调其药效就更是无从说起了。

九、

网红小圆枕，真的能护颈吗

小圆枕，指的是这种采用竹木、橡胶、布艺等材质制成，形状为圆柱体或半圆柱体的枕头（图 4-9-1）。

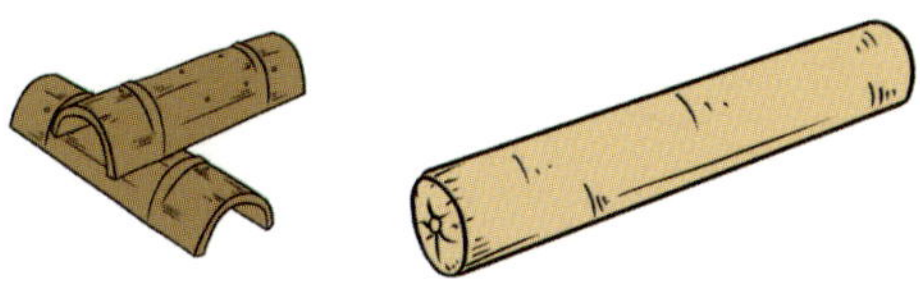

图 4-9-1　小圆枕

近些年，网上不少文章强调小圆枕能够调整颈椎曲度，比普通枕头更适合颈椎病患者以及颈椎有健康问题的人，倡导大家把家里的枕头换成小圆枕。

使用小圆枕平卧时，枕颈不枕头，头部后仰，颈椎后伸，使颈部的生理曲度在睡眠时有所恢复，同时，项后的肌群处于放松位，而前侧肌群和筋膜得到拉伸（图 4-9-2）。

因此，小圆枕确实有放松肌肉以及拉伸的效果，适用于白天经常低头工作的年轻人，但仅用于短时间平卧。

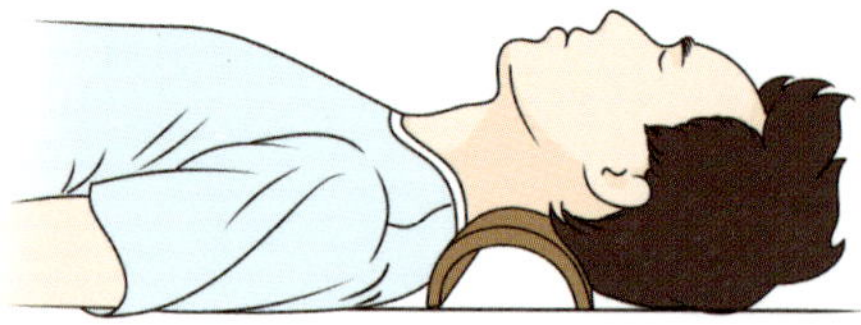

图 4-9-2　平卧使用小圆枕

如果是侧卧位，圆枕的高度太低，不足以达到肩宽的高度，并不适用。圆枕在材质上，应该选择有弹性、柔软的材料，而不是坚硬的木头，材质过硬、颈后受压的压力过大则可能会引起颈部痛，而且侧卧时易压迫颈部血管，这对健康非常不利（图 4-9-3）。

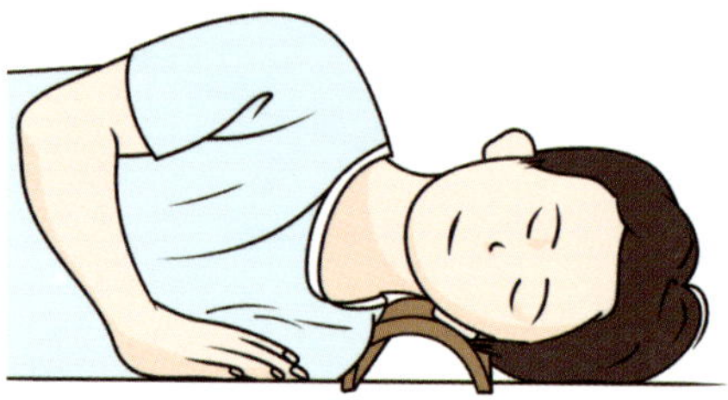

图 4-9-3　侧卧使用小圆枕

小圆枕不适合用于老年人，更不能用于神经、脊髓已经受压的人群，会导致这类人受压情况加重，出现手脚麻木、步态不稳等并发症，部分已经有明显颈椎向后移位的颈椎病患者，睡觉时枕此枕头，还可能使颈椎关节错位增大。

而对于有发育性椎管狭窄的人，无论处在哪个年龄段，都不建议使用小圆枕，盲目使用甚至可能导致脊髓损伤。

十、

对号入座选好枕，护养治病有良效

1. 健康颈椎用什么枕

健康颈椎即为平时颈部没有疼痛，活动度好，影像学检查无问题，尤其是没有发育性椎管狭窄的颈椎。

这样的颈椎，虽然无须特别讲究，但在枕头的选用上，同样是没有所谓的金标准的，人的颈椎状态“千人千面”，每个人适用的枕头高度、软硬程度都是不一样的。

结合前文，我们在选择枕头时，应该综合以下几方面进行考虑。

（1）根据体型选配枕头高度：每个人的肩背厚度不一样，适合的枕头高度也不一样。总体来说，我们遵循以下几个原则。

首先，**颈部不能悬空，枕头高度需要与背部厚度相适配，即头部与背部靠墙，颈椎到墙的距离；其次，侧睡时枕头压缩后的高度要等于肩宽（耳朵到肩膀外缘的距离），应使头、颈、身体基本保持在同一水平线上（图 4-10-1）。**

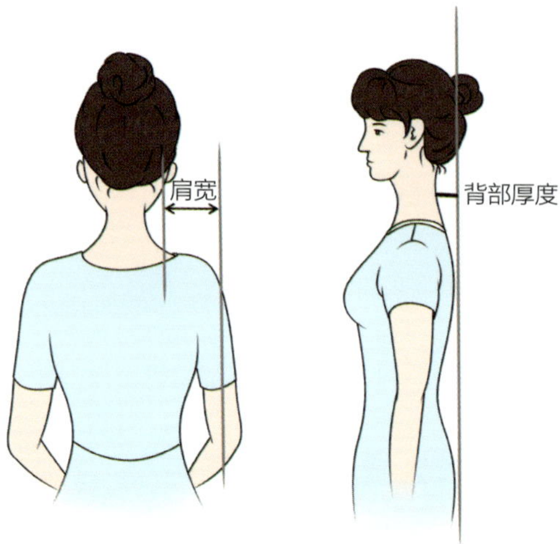

图 4-10-1　肩宽与背厚

这样量出来的高度，是背厚和肩宽的高度，对应的是枕头被头颈压缩后回弹起支撑作用时的高度，并非市面上的枕头的原始高度。

（2）根据睡姿选择枕头形状：人侧卧时，枕头高度要与肩膀高度相符合，让枕头被头颈压扁后仍然能托住头颈，保持头颈的中正姿势。

而在平卧时，枕头高度要偏低。枕头高度应与每个人的背部厚度相符，也与头的重量、床的硬度有一定的关系。

如果你是一个睡姿比较固定的人，并且采用平卧作为固定睡姿，可以选择波浪形枕头或者蝴蝶形枕头作为常用枕。

如果你采用侧睡作为固定睡姿，波浪形枕头对你来说更为适合。

如果你的睡姿不固定，经常在睡眠中翻身，在平卧和侧卧之间转换，则应该购买蝴蝶形枕头。

（3）根据年龄及颈椎状态调整枕头高度：人的年龄和颈椎状态，也是选择枕头的重要参考因素之一。

年轻人以及颈椎状态好、没有颈椎管狭窄的人，颈部整体的肌肉、骨骼、关节等结构退变较轻，柔韧性好，可塑性强。因此，建议该人群多平卧，使用低一点的枕头，让颈椎和全身得以放松，枕头形状最好用蝶形枕，转换为侧卧位时，枕头两侧的高度可匹配肩宽。

老年人，颈部僵直，柔韧性变差。这部分人群选择枕头的目标是顺应其颈椎现有的生理曲度，以稳定性为主，保证颈部承托力，保持颈椎稳定，避免进行曲度的调整。因此，该人群需要使用高一点的枕头，用波浪形枕，侧卧或者侧卧与平卧交替。

2. 颈型颈椎病患者用什么枕

颈型颈椎病以患者颈部的胀、痛、麻等不适为主要症状，经常反复发作，但是没有神经或者血管方面的症状，是各型颈椎病的早期阶段，疾病程度不重。但如果不及时养护，有可能发展成其他更为严重的类型。

此类颈椎病患者，参考健康人群的选枕原则进行颈部养护即可。

3. 交感神经型颈椎病患者用什么枕

交感神经型颈椎病患者表现为头晕，发作时伴有不同症状，比如恶心呕吐、心慌胸闷、冷汗、视物模糊、耳鸣、腹泻、血压升高等。

交感神经型颈椎病患者选择枕头时，首先根据体型、睡姿进行选择，然后根据病因和病情进行调整。

交感神经型颈椎病的年轻患者，在仰卧位应该使用高度偏低的枕头，以蝴蝶形枕头为宜（图 4-10-2）。

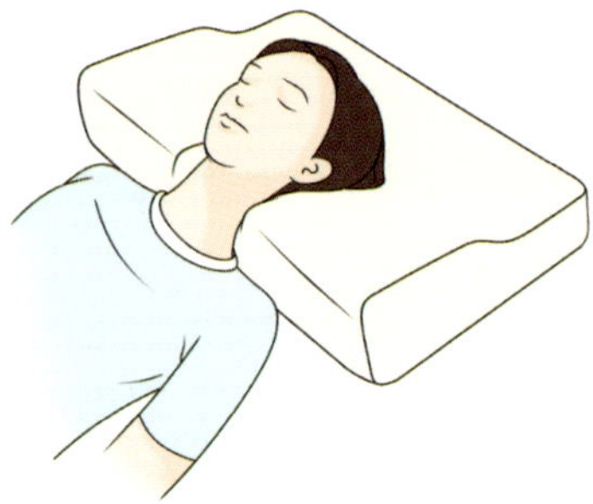

图 4-10-2　交感型颈椎病年轻患者用枕

交感神经型颈椎病的老年患者，在仰卧位应该使用中等高度或偏高的枕头，选用波浪形枕头和蝴蝶形枕头都可以。

4. 椎动脉型颈椎病患者用什么枕

椎动脉型颈椎病患者表现为头晕，颈部左右旋转时症状加重。

椎动脉型颈椎病患者选择枕头时，以维持颈部稳定为目标，首先根据睡姿、体型、年龄及颈椎状态进行选择，然后根据病因和病情进行调整。

此类患者入睡时一般以平卧位为宜，发病期间尽量减少侧卧，可以选择蝶形枕，两侧高的结构有助于维持平卧时颈部的稳定（图 4-10-3）。

这类患者中，有人出现上颈椎失稳、寰枢椎失稳的情况，同时做了手法治疗的患者，颈椎状况更需要蝶形枕加以维护。

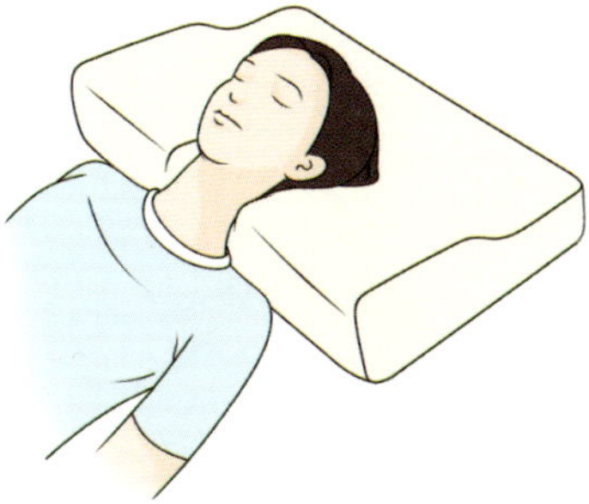

图 4-10-3　椎动脉型颈椎病患者用枕

5. 神经根型颈椎病患者用什么枕

神经根型颈椎病患者的症状表现为上肢有放射性疼痛感，麻木，乏力。

这类患者，分两类情况讨论。

一类是老年的神经根型颈椎病患者，他们的病因往往是神经根管狭窄，也可能伴有椎管狭窄甚至脊髓受压迫的情况。这种情况下，他们在颈椎病急性发作期可以用波浪形枕头，高度根据肩高选择，并加垫于枕头底部的中央，使得平卧时头颈部处于前屈位，减轻疼痛症状（图 4-10-4）。这时他们使用的高枕，有辅助治疗颈椎病的作用。

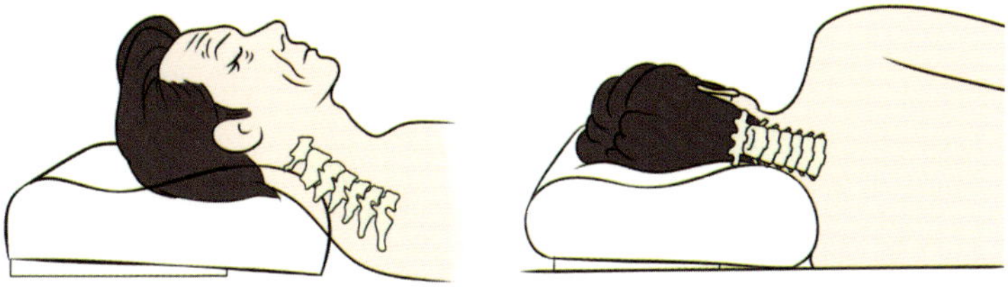

图 4-10-4　老年神经根型颈椎病患者急性期用枕

如果发作期过了，患者神经根麻痹情况已很轻微，可以将枕头底下的垫子去除，逐步恢复正常用枕（图 4-10-5）。

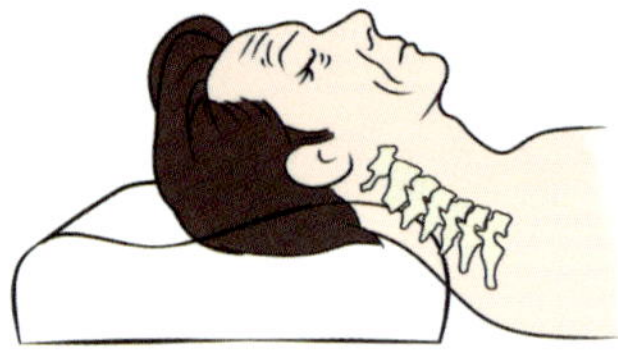

图 4-10-5　老年神经根型颈椎病患者恢复期用枕

另一类是年轻患者，常见病因是颈椎间盘突出、压迫，引起神经根麻痹。此类患者建议选用蝶形枕，根据睡姿、体型、年龄及颈椎状态四个要素进行选择，在进行系统治疗的前提下，不需要进行特殊调整（图 4-10-6）。

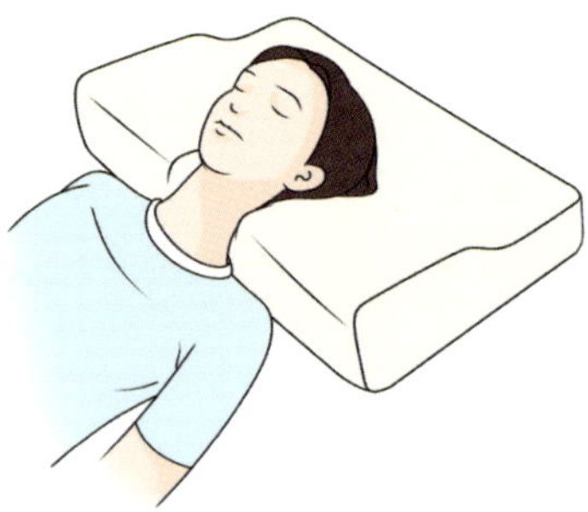

图 4-10-6　年轻神经根型颈椎病患者用枕

6. 脊髓型颈椎病患者用什么枕

第一种情况，这类患者多数是中老年人群，他们的颈椎椎管因为增生变得狭窄，压迫脊髓神经，最终导致患病。这类患者，一般可以选择波浪形枕头，但需要根据肩宽选择高度，在后脑勺处加一个垫子承托头部重量，让枕头既能在侧卧时与肩宽相符合，同时又能在仰卧时维持头颈部于前屈位，这样，椎管在睡眠时可以保持在相对稳定的状态，以减轻压迫（图 4-10-7）。

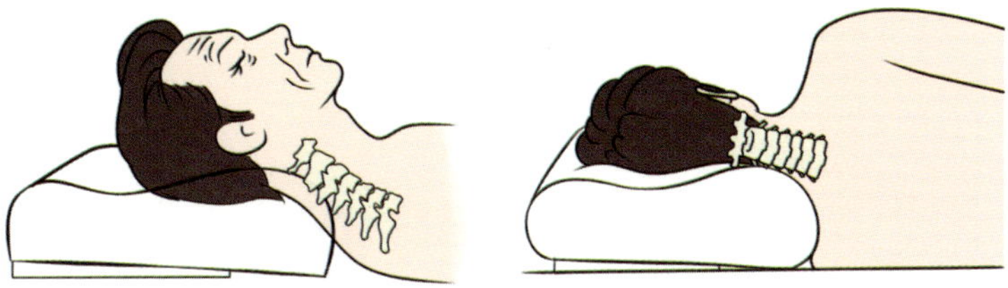

图 4-10-7　中老年脊髓型颈椎病患者用枕

第二种情况，常见于年轻人，他们的椎间盘突出压迫脊髓，最终致病。这类患者需要选择蝴蝶形枕头，注重维持颈椎曲度的轻度前凸和头部的中立位或轻度后仰（图 4-10-8）。

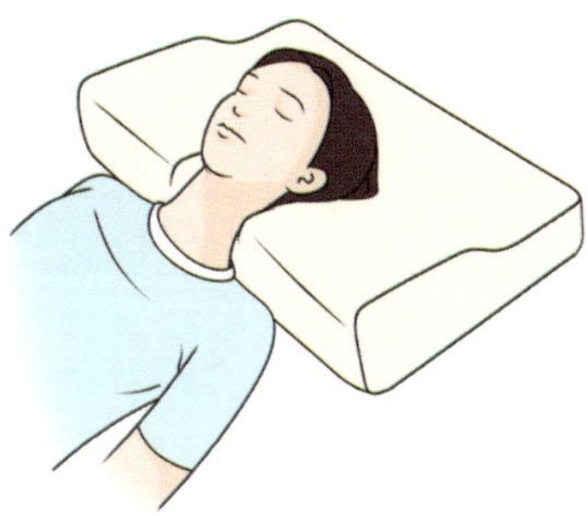

图 4-10-8　年轻脊髓型颈椎病患者用枕

7. 颈椎术后患者用什么枕

第一种情况，颈椎前路减压术，如有融合器植入和内固定的手术。这类患者，术后颈椎本身的稳定性得以重建。但因早期尚未达到骨性愈合，此阶段睡眠时必须用枕，以保护颈椎位于正常的生理体位，一般是中立位。睡眠体位选择平卧或侧卧均可，应选择软硬度中等的枕头支持头颈部，减少颈椎的旋转和过屈/过伸。可选用蝶形或波浪形枕，不可用小圆枕（图 4-10-9）。

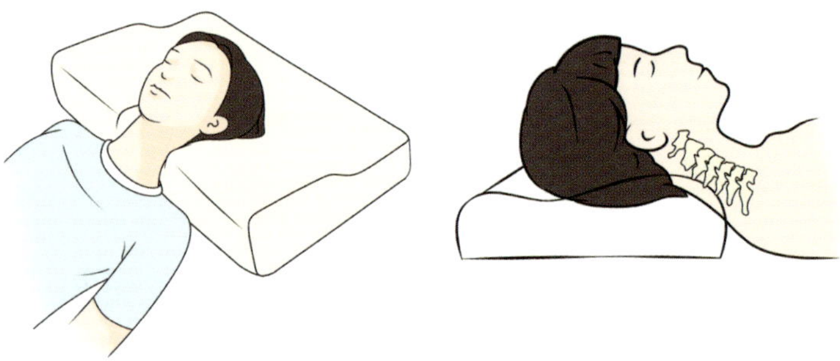

图 4-10-9　颈椎前路术后患者用枕

第二种情况，颈椎后路减压术，如单开门颈椎管成形术。患者术后后方椎板在数月内仍处于不稳定状态，且后方的肌肉受到损伤。患者术后宜采用左右侧卧位的睡姿。可选用与自己肩宽相匹配的波浪形枕，承托头颈部于中立位，不可用低枕（图 4-10-10）。

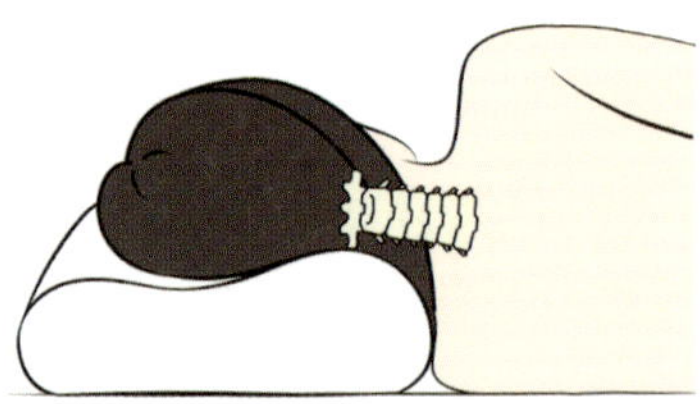

图 4-10-10　颈椎后路减压术后患者用枕

8. 颈椎间盘突出患者用什么枕

颈椎间盘突出是颈椎的一种病变状态，如果它压迫神经根或者脊髓，则可能导致发病，出现各种不适症状。

患者在选枕上，以控制椎间盘突出对神经、脊髓的压迫为主要目标。中年患者在颈椎间盘突出的急性发作期可以用波浪形枕头，枕头高度根据肩宽选择，加垫于枕头底部中央，使得平卧时头颈部处于前屈位，减轻疼痛症状（图 4-10-11）。这时他们使用的高枕，有辅助治疗颈椎间盘突出的作用。可参考神经根型颈椎病患者的用枕方案。

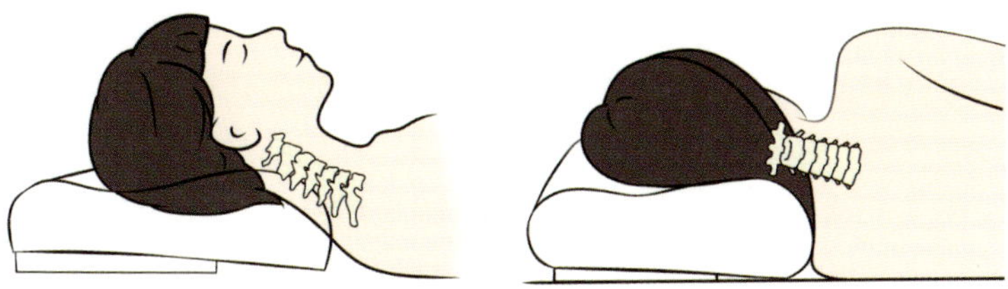

图 4-10-11 椎间盘突出急性期用枕

如果发作期过了，神经根麻痹情况已很轻微，患者可以将枕头底下的垫子去除，逐步恢复正常用枕（图 4-10-12）。

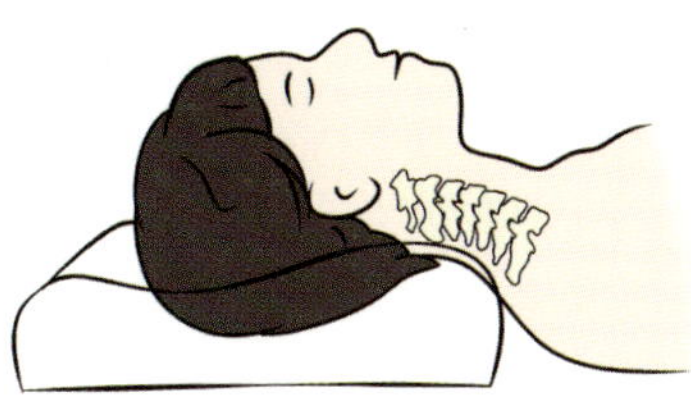

图 4-10-12 椎间盘突出恢复期用枕

年轻的椎间盘突出患者，若有临床症状，建议选用蝶形枕，根据睡姿、体型、年龄及颈椎状态四个要素进行选择，在系统治疗的前提下，不需要进行特殊调整。没有临床症状的患者，按健康人的方式配枕，以舒适为标准。

9. 颈椎椎管狭窄患者用什么枕

颈椎椎管狭窄，可能是因为先天发育不良，也可能是后天退变所致。

患有先天性颈椎椎管狭窄，在未发病前，这类人群建议选用蝴蝶形枕，根据睡姿、体型、年龄及颈椎状态四个要素进行选择，无须进行特殊调整。

如果后天颈椎退变，患者因为骨质增生或椎间盘突出等原因导致椎管变窄，神经根或脊髓受压，发病后，一般可以选择波浪形枕，但需要根据肩宽选择高度，在后脑勺处加一个垫子承托头部重量，让枕头既能在侧卧时与肩宽相符合，同时又能在仰卧时维持头颈部在前屈位，这样，患者的椎管在睡眠时可以保持在相对稳定的状态，使压迫减轻（图 4-10-13）。急性发作期过后逐步恢复正常用枕。

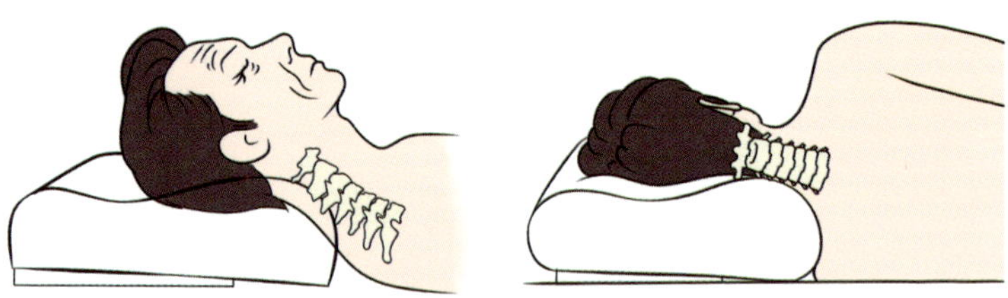

图 4-10-13　后天颈椎退变导致颈椎管狭窄用枕

10. 脊髓压迫症患者用什么枕

脊髓受压，可以无症状，也可以导致脊髓型颈椎病，其患者选枕原则与脊髓型颈椎病患者相似，目的是控制或者减轻患者在睡眠状态下脊髓的受压程度。

脊髓压迫症中老年患者，一般可以选择波浪形枕头，但需要根据肩宽选择高度，在后脑勺处加一个垫子承托头部重量，让枕头既能在侧卧时与肩宽相符合，又能在仰卧时维持头颈部在前屈位，这样，椎管在睡眠时可以保持在相对稳定的状态，使压迫减轻（图 4-10-14）。

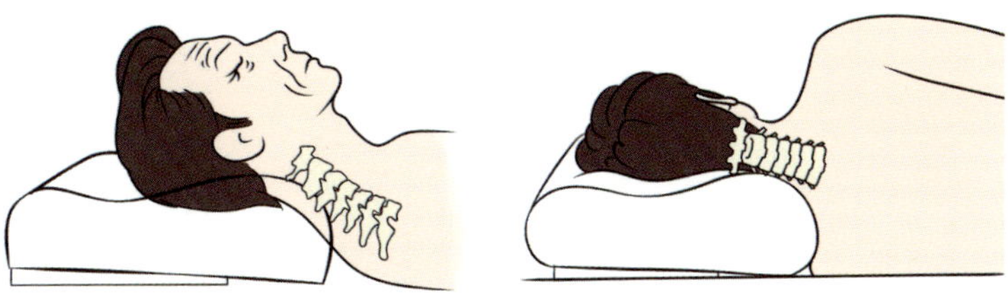

图 4-10-14　中老年脊髓受压用枕

年轻人的脊髓受压，需要选择蝴蝶形枕头，注重维持颈椎曲度的轻度前凸，头部的中立位或轻度后仰。

11. 颈椎滑移不稳患者用什么枕

正常的颈椎每一节椎体相互之间排列成一条直线，如果某一节椎体没有处于直线范围，而是出现了与其他椎体之间的阶梯感，就说明椎体之间出现了滑移，也就是失稳。

对于存在颈椎失稳情况的人（反复出现头晕、头痛、颈痛、神经根痛，或是由脊髓受伤引起的手脚笨拙等症状）在医院做治疗缓解症状，如果枕头不合适，症状容易复发。在枕头选用上以维持颈椎稳定为目的，患者在平卧位时，尤其需要注重枕头的高度；在侧卧位时，注意枕头压缩后高度要与肩宽相匹配。

颈椎椎体向前移位者，一般适宜选用蝶形枕，以平卧位的睡姿入睡（图 4-10-15）。患者选择枕头时，需要依据睡姿、体型、年龄及颈椎状态进行选择。在枕头的选用上，按常规测量高度，不需要进行特殊调整。

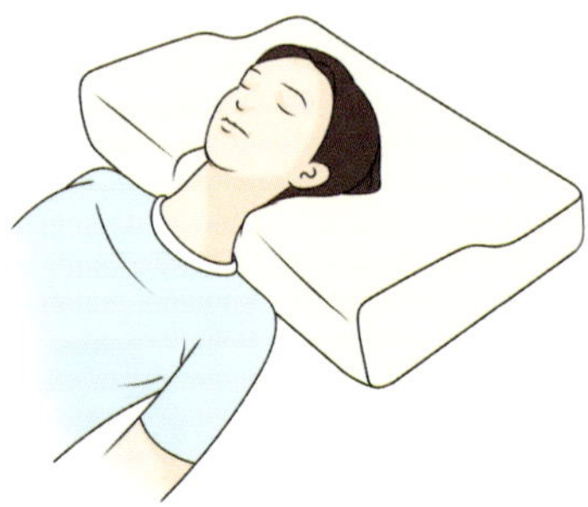

图 4-10-15　颈椎向前移位用枕

颈椎椎体向后移位者，平卧时，应该睡偏高的枕头，以选择波浪形枕为主，在根据肩宽选择高度的前提下，再加一个垫子，让枕头既能在侧卧时与肩宽相符合，又能在仰卧时维持头颈部在前屈位（图 4-10-16）。

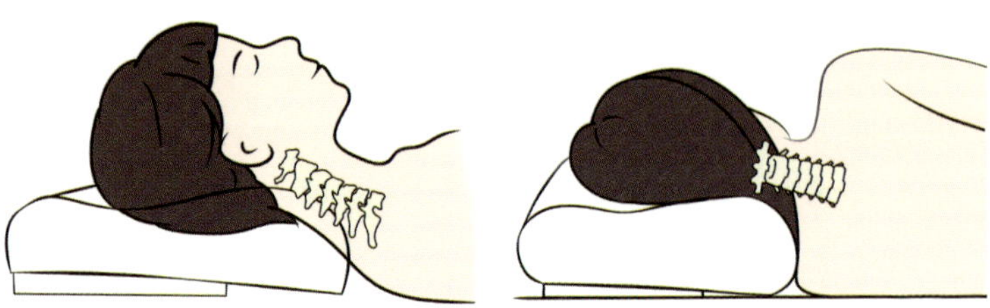

图 4-10-16　颈椎向后移位用枕

运动方式选正确，
练完颈椎都说好

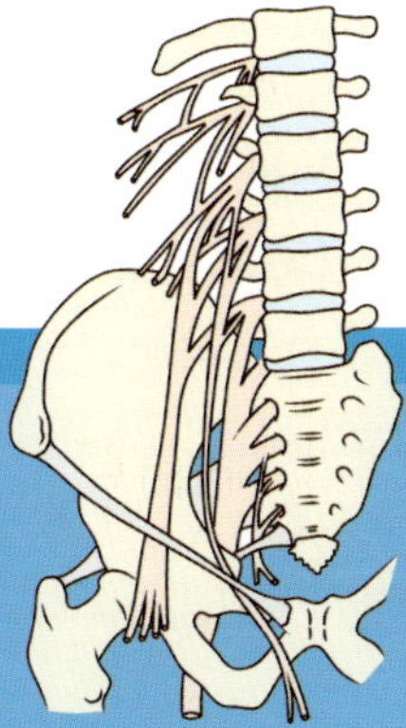

一、把握大原则，运动不伤颈

颈椎是人体承上启下的部位，在我们平时坐立行走、运动交谈的过程中，颈椎都起着维持头部稳定的作用。人在日常生活中，无论是低头做饭、玩手机，还是工作，颈椎都会长期保持在一个固定的位置，时间长了，颈部肌肉就会处于紧张、僵硬状态，出现酸痛不适的症状。通过适当的运动来放松并强化颈椎肌肉，活动关节，改善血液循环，不仅可以减少劳损，还能整体提高颈椎的稳定性，提高颈部对环境的耐受力。

运动 / 锻炼颈椎主要可起到两种作用：一种是颈椎关节的活动，一种是拉伸颈肩肌肉与增强肌力。无论是哪一种，一定要遵循量身、量力的原则。一是要选择适合自己颈椎情况的锻炼方式，二是要根据自己的身体状况适度进行。

以米字操为例，其可通过活动颈椎小关节拉伸周围肌肉，改善其紧绷、僵硬的状态，从而达到放松颈椎、缓解疲劳的效果。

然而，过多的颈椎锻炼并非一件好事。过多的摇晃，会增加颈椎间盘的异常应力，增加小关节的磨损，以及肌肉的疲劳，导致颈椎的椎间盘和小关节的软骨退化、纤维环破裂，或者直接损伤关节，慢慢出现更多的骨质和韧带增生。

颈椎健康的人群，如青少年、青壮年，无明显的椎间盘突出和骨质增生，运动范围相对不受限。但对于颈椎病患者来说，运动需要讲究。

1. 颈椎间盘突出症

患有颈椎间盘突出症的人，在活动颈部时，注意不能做极限低头的动作。急性期要少动，不仅要少低头，也要减少转动，相对制动 3 ~ 6 周。

2. 发育性颈椎椎管狭窄

存在发育性颈椎椎管狭窄的人，颈椎所面临的风险要远高于正常人，在活动颈部时，注意不能做头部过度后伸的动作。

3. 神经根型颈椎病

老年神经根型颈椎病患者，多数存在神经根管狭窄的情况。患者在神经根痛的发作期，禁止做后伸的动作 3 ~ 6 周；缓解期，可适当活动，但不适宜做过度的颈部活动或抬头动作。

4. 脊髓受压

脊髓受压者，不管发病还是没发病（没有出现四肢酸软无力、走路像踩棉花等临床症状），尽量不要过多转动和屈伸颈部，应减少颈部的屈伸活动。过度活动，尤其是做大幅度、快速的屈伸动作，会加大对脊髓的刺激和压迫而造成损伤。

5. 老年人

老年人群中，骨质增生，或动脉硬化者多，椎动脉或颈内动脉狭窄者多，有些老年人的颈部血管还存在斑块。老年人过度转动和屈伸颈椎，会增加血管受刺激的机会。轻者出现头晕，重者增加脑卒中（俗称中风）的风险。

总的来说，**颈部运动是锻炼肌肉，而不是锻炼关节，关节要少动加以保护，肌肉要常动但不要影响关节。**尽可能避免大幅度转动和屈伸，更不要快速甩动颈部，要根据自身特点来量身、量力地运动。

锻炼与运动还是有区别的，运动是轻缓的，小幅度的，时常而动，以放松、拉伸为主，强化为辅。锻炼则以强化为主，竞技比赛中“更高、更强”的精神不适用于颈部运动，更不适合中老年人群。

二、

放松肩颈
——立位蛙泳式

动作要领（图 5-2-1）

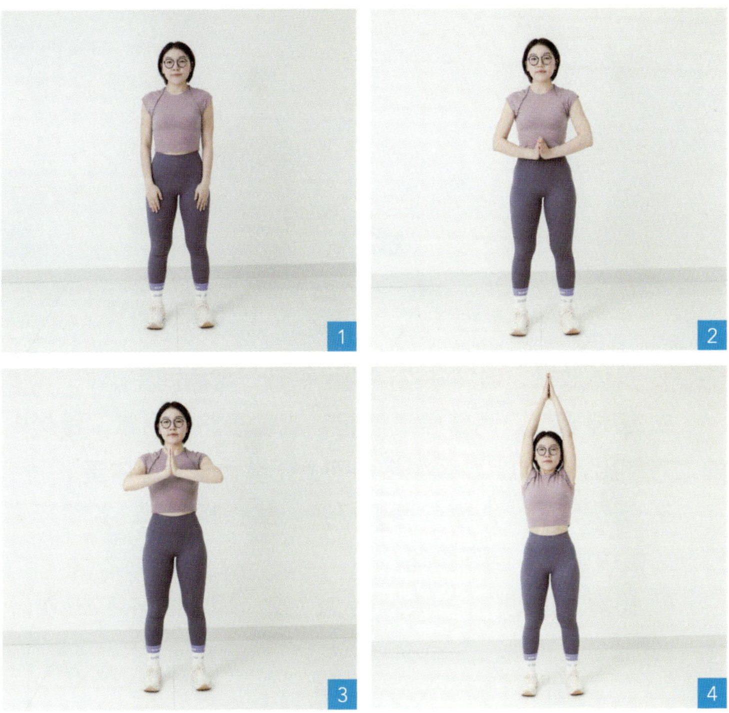

图 5-2-1　立位蛙泳式动作示意

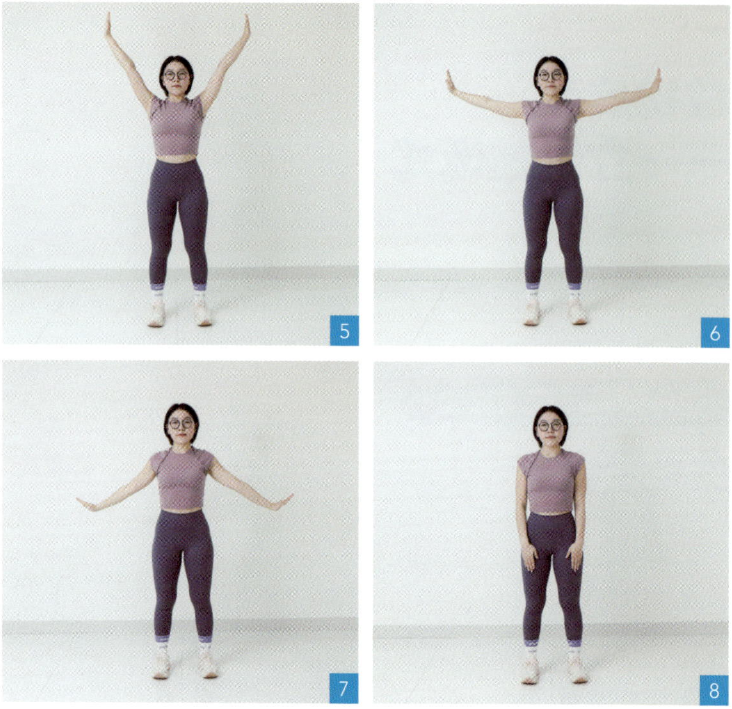

图 5-2-1（续）

1. 身体放松，自然站立，两足平开，与肩同宽。

2. 缓慢吸气，两臂缓缓抬起，双掌于脐前合掌，缓缓向前上方伸出，带动上肢缓缓带劲向上托举，至手臂伸直。

3. 缓缓呼气，双掌向两侧打开，掌心朝两侧，双臂尽量打开，缓缓画圈，回到腰间。

4. 重复上述动作，一吸一呼为 1 次，早、晚各练 50 次。

调息要领

双手上抬时，随之用鼻吸气；双手下落时，随之用嘴缓缓吐气。鼻吸嘴吐，速度与手臂速度协调一致。

功能作用

1. 舒缓、锻炼颈肩部肌肉。
2. 改善上肢活动的协调性。
3. 改善肩关节、肩胛骨活动度。

这个动作的设计来源于蛙泳，人通过模仿蛙泳时的手臂动作，可以有效地舒展、锻炼颈、肩部肌群，同时也能有效活动肩关节。大家在进行这个动作时，需要胸大肌、冈上肌、小圆肌、肩胛提肌、斜方肌、颈肌、背阔肌等多块肌肉的协同配合，主要目的是拉伸和舒展颈肩部前方的肌肉、筋膜。

对于长时间伏案工作者，在工作后练习这个动作，可以有效地缓解长时间保持一个姿势而导致的颈肩部疲劳和不适感。此外，这个动作不仅有助于缓解肌肉紧张，还能提高身体的柔韧性和协调性，长期坚持练习，可以逐步改善由于不良姿势引起的体态问题，如弓背、颈前探、肩内扣等，从而让你的身姿变得更加挺拔和优雅。

同时，大家在练习过程中，肩关节周围的肌肉深度参与运动，并且带动肩关节活动，因此能有效活动关节，改善关节僵硬，改善关节周围肌肉筋膜的气血循环，对于预防肩周炎，以及肩关节损伤后的康复都有一定的作用。

适练人群

几乎适合所有的人，除非肩痛、各种原因不能站立者。长期久坐、面对电脑工作、低头工作和学习的人，如办公室白领、IT 从业者、教师和学生等要多练习，可作为课间操。中老年人群尤其是家庭妇女练习，可有效预防肩周炎，只要能做，都适合做、建议做。

练习提醒

肩关节疼痛、活动受限的人，在练习该动作时，上肢不强求动作完全到位。在疼痛可忍的动作幅度内，根据动作要领，尽量将肩关节活动开即可（图 5-2-2）。

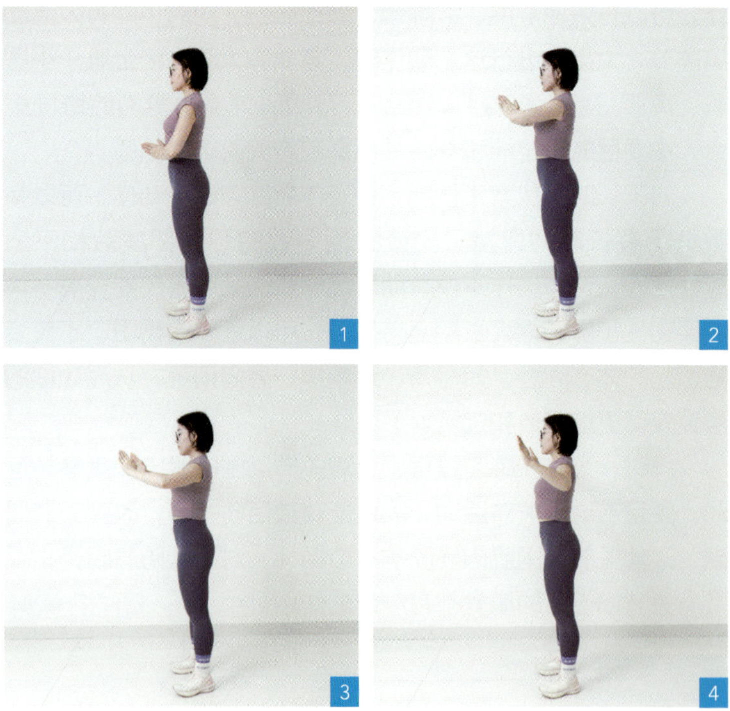

图 5-2-2　立位蛙泳式改良版动作示意

三、

强化肩颈
——双手托天理三焦

动作要领（图 5-3-1）

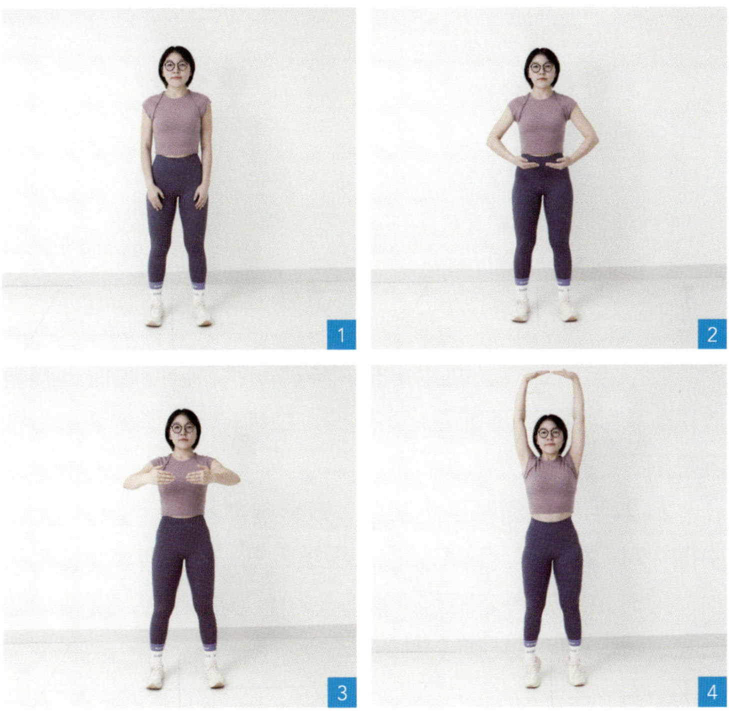

图 5-3-1　双手托天理三焦动作示意

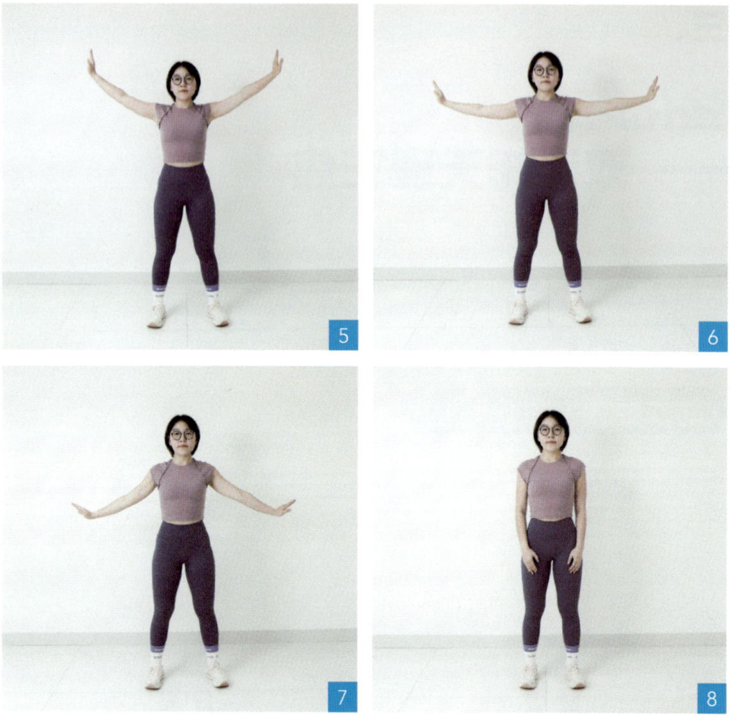

图 5-3-1（续）

1. 人自然站立，两足平开，与肩同宽，含胸收腹，腰脊放松；头颈中正，不前屈，不后仰；口齿轻闭，宁神调息，气沉丹田。

2. 双手自体侧移至小腹前，双臂自然圆屈，掌心朝上，中指相对，缓缓举至胸前，自然缓缓吸气，然后翻掌举臂于头顶，同时足跟亦随之踮起（图 5-3-2）；掌心向上，肩胛带动上肢缓缓带劲向上托举（图 5-3-3）。

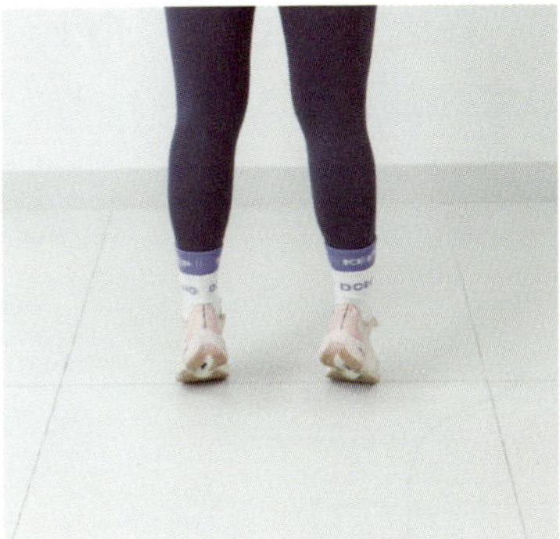

图 5-3-2　踮脚示意

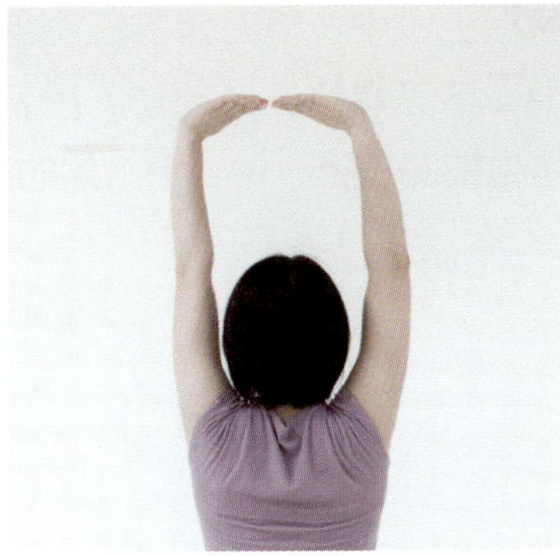

图 5-3-3　双手托举示意

3. 上肢托举在最高处停留 1～3 秒，然后开始缓缓呼气，双手保持伸腕位从身体两侧自然落下，同时足跟回落地面，双手置于大腿两侧时呼气完毕。

4. 重复上述动作，一举一降、一呼一吸为 1 次动作，早、晚各练 30 次，强化练习可做 50 次以上。

调息要领

双手自胯部上举到胸部时，此时自然吸气，双手自头顶放下时自然呼气，一呼一吸完成 1 次动作，如上反复。

初学者，一吸一呼的时间较短，肢体动作也较快；随着练习日久，呼吸时间自然延长，动作也随呼吸变慢，这时，神态变得悠闲，意念放松而入静。

功能作用

此功法改自八段锦。从名字上看，双手托天是动作形态，指的是双手的上举动作。理三焦，指调理三焦。三焦，在传统中医和导引中有两层意思，一指三焦经，即手少阳三焦经，二是指上、中、下三焦的三个部位。在这里，更多的是指上、中、下三焦的三个部位，也就是全身上下（图 5-3-4）。理三焦是指调理上、中、下三焦的气机。

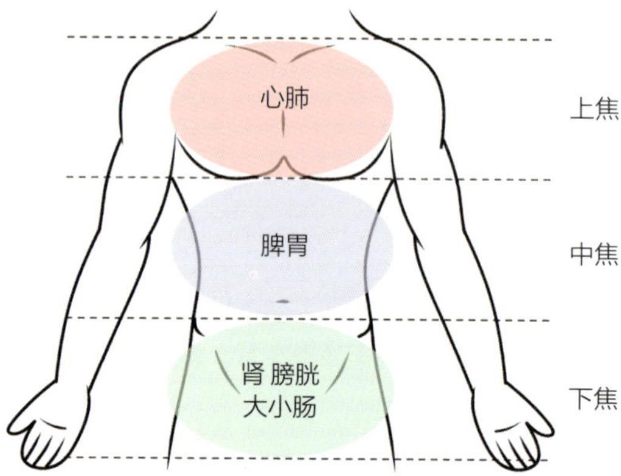

图 5-3-4　三焦

气机有升有降，升降协调，以和为贵。此功法，起式即意松，即是心情平静放松。然后缓慢吸气，意念转到双手劳宫，以意行气，抬臂至顶，悬颅竖颈（不可仰头），即是上焦之气上升；收腹挺立腰身，是引中焦之气上升；提足跟，为引下焦之气上升。然后垂手、松腰、放足跟，为三焦之气下降。一吸一呼间，意念引气机升降，反复升降，绵长不息，遵循自然，以和为贵。练习者，呼吸吐纳及肢体动作，要自然放松，不可勉强，多做就有长进，气息变得更加绵长，动作自然舒展，而气机顺畅，肢体的筋腱会自然变长，肩关节、腕关节变得灵活，气血增长，气血自然从涌泉行至劳宫，从而贯通三焦。

三焦为气血津液运行的通道，此功法，重点在于调和气机，练习此法所取得的功效，应中医治法之和法，是调理气机偏差中最重要的方法。此法内可调气机，外可调全身上下之经络和筋脉。

自然而绵长的呼吸，可更大限度地开放肺泡，使肺泡中的气体交换更加充分，从而给血液带入更多新鲜的氧气以及呼出更多的无用气体。细长的呼吸和舒缓的肢体动作，容易使人放松，达到以意行气、以气引动的作用，对神经有很好的调节作用。

这组动作中，反复做的上肢上撑动作，不仅可使前臂的伸肌和腕关节得到很好的锻炼，还使与颈部、锁骨以及肩胛骨间相连的肩胛提肌、斜方肌、胸锁乳突肌、竖脊肌、头夹肌等肌肉得到放松和锻炼。长久练习，可以强壮上述肌肉，以维系颈椎关节的稳定，减少颈椎病的发生，还可使肩胛骨与胸壁间的关节活动度及肩关节活动度增大。

人起立后，双上肢自然下垂，下垂的上肢，依靠肩胛提肌、斜方肌、胸锁乳突肌等悬挂在颈椎上，自然对颈椎也造成下坠的拉力（图 5-3-5）。如果这些肌肉长时间不活动，就可能变得僵硬，肌肉缺少弹力而逐渐萎缩，对颈椎的保护也不能正常发挥，因此常出现颈肩酸痛。习惯使用一侧上肢提包和挎包的人，则更容易产生肌肉酸痛。其实，很多筋骨退化类疾病，比如颈椎病、肩周炎、网球肘、腕管综合征、腱鞘炎等，都与上肢肌筋膜退化、上肢缺乏抬举运动相关，也与左右不对称的拉力相关。

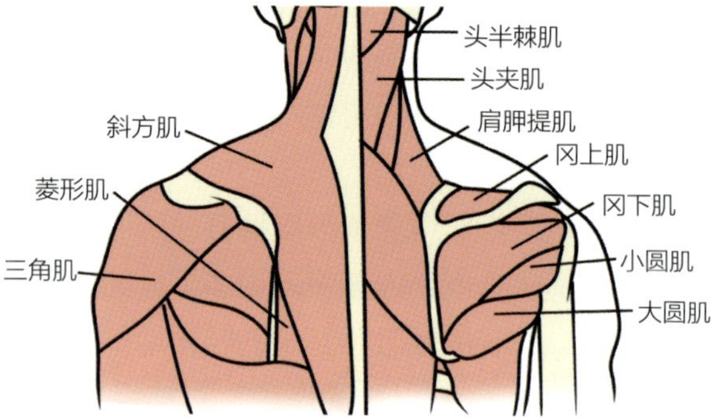

图 5-3-5　颈背部肌肉

许多人肩关节不灵活，双臂向上抬举时只能伸向前上方，而不能伸向正上方，做此动作时手臂往往在身体纵轴的前上方，腰身也挺不直，或是腰腹挺向前，足跟上提时不能站稳。这是典型的上下不能贯通的表现，需要慢慢练习。脚尖踮起可锻炼小腿三头肌，强化跟腱，同时足部的众多小关节、韧带以及小肌肉都可以得到锻炼。

适练人群

没有明显的禁忌证，适合所有能完成此动作的人。当然，平衡能力太差的人，站立不稳、足跟不能完全踮起者，可以不做提足跟动作，但锻炼作用减弱。

此式尤其适合久坐、低头工作和学习的办公室人员、IT从业者、教师和学生等。家庭妇女、退休人员，只要能做，都适合做。

练习提醒

1. 人做上肢动作时，注意要带动肩膀往上耸，双手不要交叉，保持头部在中立位，勿仰头。

2. 此式动作以轻巧、缓慢、放松为宜，不要强用力。呼吸动作和肢体动作幅度都应循序渐进，不应急于求成，以防拉伤肌腱。呼吸动作更是以顺畅为宜，不能闭气。

3. 体力弱者，动作次数应减少。

4. 人踮起足跟可能站立不稳。初学者、老年人、平衡能力不好者，减少踮起足跟的时间和降低踮起高度，以维护身体平衡，预防摔倒。

5. 练习场地以平地为宜，不可在高危处练习。

6. 上下肢的伸展动作，要求各关节有一定的弹性，没有急性炎症。如有肩周炎、痛风性关节炎、严重的膝骨关节炎、跟腱炎者，则不适宜在发作期间练习。

7. 头颈前探或因头颈前探而导致出现富贵包者，可在双手上举的同时增加下颌后缩的动作，增加矫正效果（图 5-3-6）。

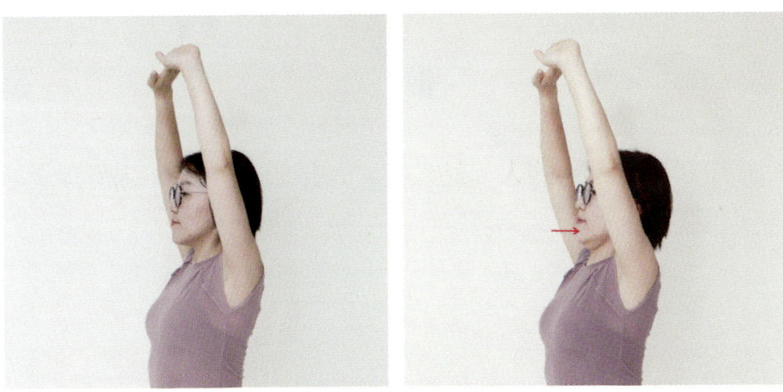

图 5-3-6　下颌后缩示意

左图为正常体位，右图为下颌后缩

四、

柔顺肩腕
——大鹏展翅健三角

动作要领（图 5-4-1）

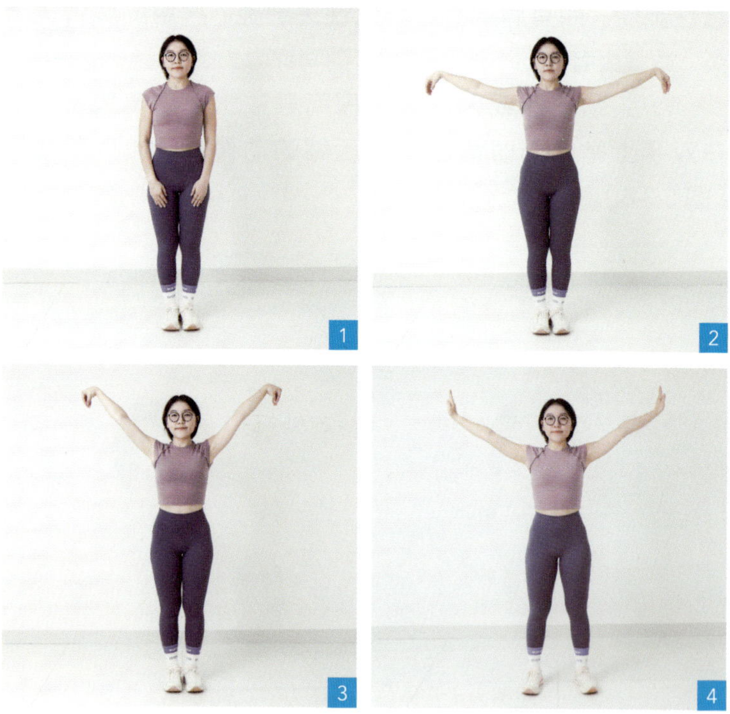

图 5-4-1　大鹏展翅健三角动作示意

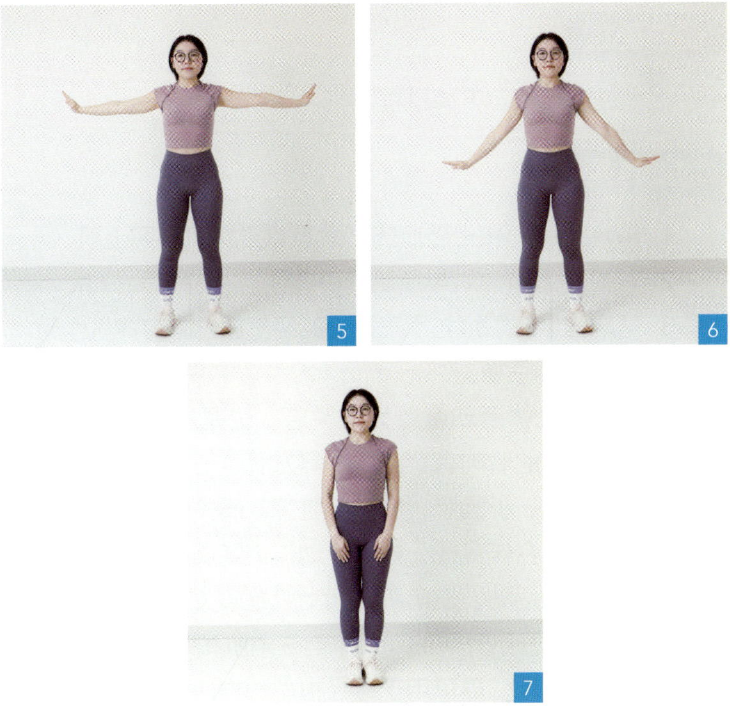

图 5-4-1（续）

1. 人松静站立，两足平开，与肩同宽。

2. 深吸气，两臂自体侧缓缓向外打开平举，掌心朝下，腕关节下垂，手臂上升至头颈外上方与头颈中线约成 30°，五指合拢成刁手状。

3. 呼气，双臂下落，双手刁手化掌，顺势手腕背伸，随臂下行，落于体侧。

4. 以上为 1 次动作，双臂打开犹如大鹏展翅，早、晚各练 50 次。

调息要领

上举过程吸气，下降过程呼气。

功能作用

1. 锻炼颈肩部和上肢肌肉，尤其是三角肌和冈上肌。

2. 可提高上肢伸肌与屈肌的协调性。

3. 可增强手三阳经与手三阴经的经气循行，有养气作用。

4. 可提高肺活量。

肩关节是人体活动度最大的关节，也是最容易受伤的关节。肩关节周围的肌肉有背阔肌、斜方肌、三角肌、冈上肌、冈下肌、大圆肌、小圆肌、肩胛下肌等。肩关节的活动，一般由多组肌肉协同合作完成。如上述动作大鹏展翅健三角，便是肩关节的大范围活动。三角肌、冈上肌是肩关节外展上举的主要肌肉。肩关节开始外展的动力来自三角肌和冈上肌。

此动作的设计，最早用于神经根型颈椎病患者的肩外展乏力，以及用于三角肌麻痹乏力者的康复训练。因动作形态如大鹏展翅，锻炼三角肌的作用较强，故名之为大鹏展翅健三角。**对脑力劳动者而言，其上肢的运动非常少，而三角肌和冈上肌的练习就更少了，因而此动作针对三角肌和冈上肌，有很好的锻炼效果。初次练习的中青年，常常做不到 50 次便臂酸难受，这是平时缺乏锻炼的正常现象。由于上肢抬举有助于吸气，下降则有助于呼气，此套动作有助于人体的呼吸活动，可有效增强呼吸功能。完成 100 次动作，能较好地锻炼三角肌、冈上肌，同时不会出现缺氧的现象。**

肩部为上肢连接躯干的枢纽。除了筋腱发达之处，手三阳经与手三阴经皆沿肩走向（图 5-4-2）。**上肢的上举和下降交**

替变换，体现了阳气的升降。上举时手掌变为刁手，此时吸气，除口鼻吸气之外，尚有劳宫之吸气。下降过程变刁手为竖掌，此时呼气，一呼一吸，符合人体正常生理。在腕与手的形态变化和屈伸之间，屈肌（手三阴经所过）与伸肌（手三阳经所过）不断变换，主动做功和拮抗做功，形成一种优美的协调动作，**以手三阳经的经气活动为主，手三阴经的经气活动总是配合，相交相汇，经气循环、协调顺畅，有很好的养气功效，**尤其是手三阳经的经气，同时有助于手太阴肺经、手少阴心经、手厥阴心包经的功能提升。手三阳经从手经过肩颈部走向头部，练习此动作，有助于肩颈部和头部经脉的经气运行畅通，对预防肩周炎、颈椎病和偏头痛有一定的作用。

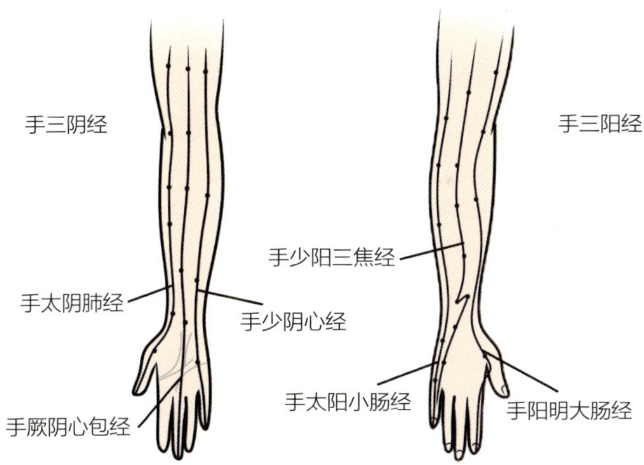

图 5-4-2　手三阴经与手三阳经

适练人群

健康及亚健康人群，肩部肌肉萎弱者。缺乏锻炼，心肺功能不强者。颈椎病和肩周炎的康复期患者以及因精神紧张容易引起偏头痛者，在平时可多练习此套动作。

练习提醒

1. 大家在练习过程中注意配合呼吸，以顺畅为宜；动作速度不宜过快，以练习者自然的呼吸频率为准。

2. 上举动作与头颈中线约成 60°，不宜过高，以免出现肩峰撞击。

3. 练习之前，先做耸肩动作，增加肩胛骨的上升运动。

4. 初习者，练习次数可适当减少，但尽可能在 30 次以上，循序渐进。

5. 原来有肩关节脱位者慎做。

6. 有肩袖损伤者，急性发作期禁做。康复期由专科医生指导，在得到医生许可后才能做。

7. 肩关节做过手术者，请咨询医生后慎重练习。

五、

坚挺脊梁
——弓步挺腰大挥手

动作要领（图 5-5-1）

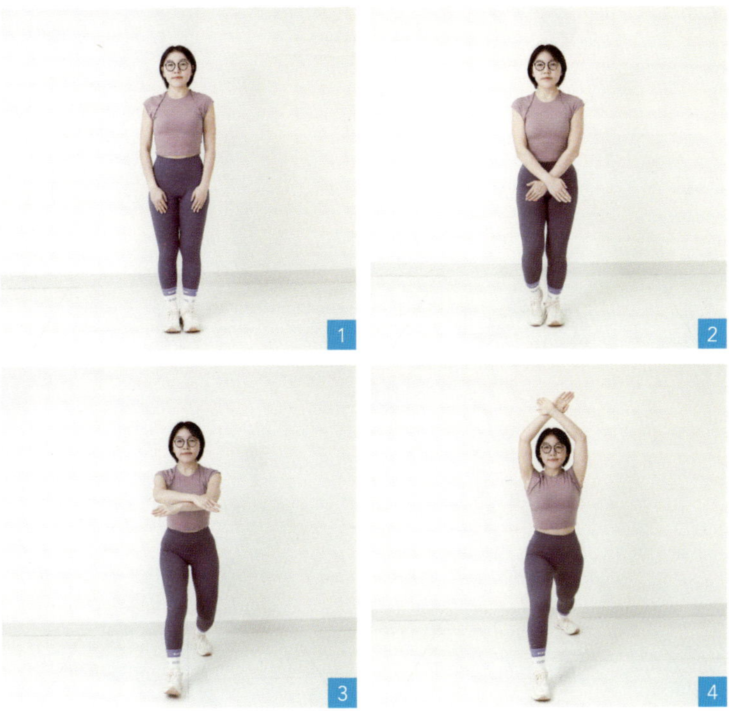

图 5-5-1　弓步挺腰大挥手示意

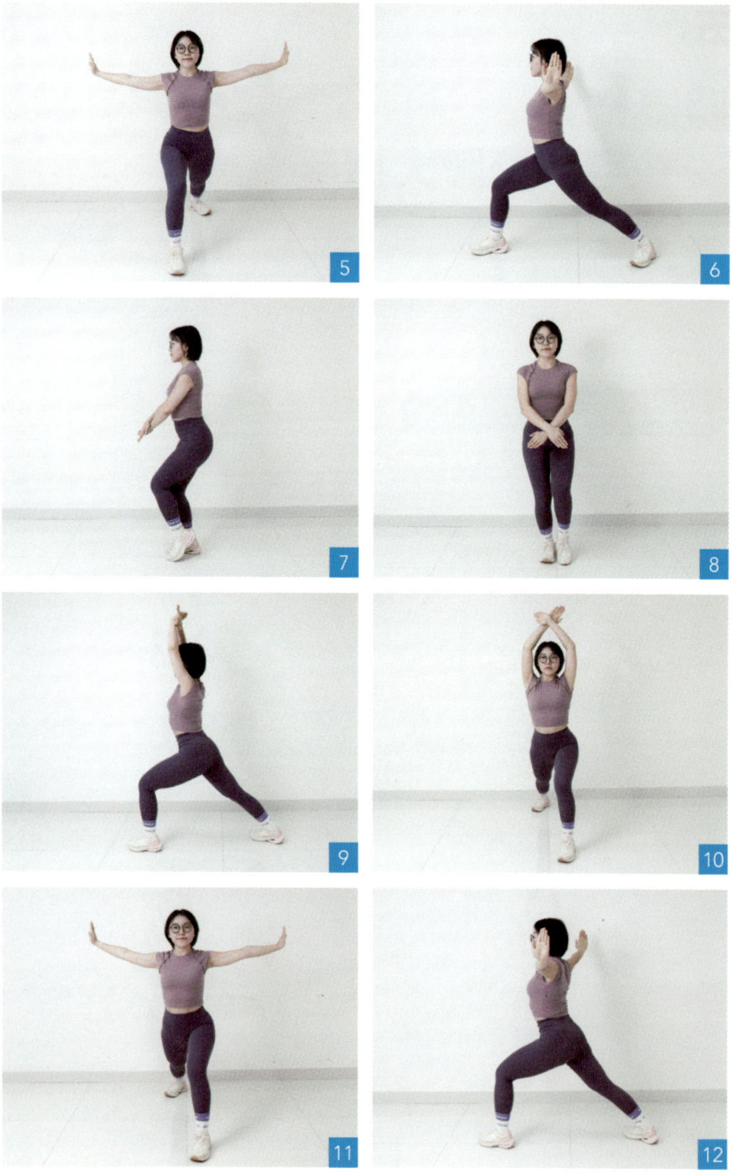

图 5-5-1（续）

1. 人自然站立，呼气，屈膝下蹲。

2. 缓缓吸气，迈出右腿成右弓步，腰背挺直，胸口直面正前方，伸直左下肢并绷紧腘窝。

3. 右腿迈向前的同时，双手自体侧向身前交叉、画圈，抬举过顶后停于两侧与肩同高处。

4. 动作成形后，双手掌心向外顶撑，稍停 2 秒，并尽量吸气。

5. 右脚向外撇步，缓缓呼气，左脚跟上成右丁步，同时双手落下交叉于腹前。

6. 缓缓吸气，迈出左腿形成左弓步，重复挥手、撑开动作，左右交替，一呼一吸为 1 次，早、晚各练 30 次。

调息要领

双手落下至交叉于腹部时呼气，挥手时吸气，挺腰、撑手时用力吸满。然后换步呼气，如此反复。吸气动作缓慢，呼气动作较快。

久练之后，呼吸时间或延长，动作也随之变慢。

功能作用

1. 护胸宣肺，纠正因坐姿不当引起的弓背、胸椎小关节紊乱，缓解背痛。

2. 扩胸并增加肺活量。

3. 拉伸髂腰肌（图 5-5-2），恢复腰椎生理前凸，减少因久坐引起的腰椎间盘膨出。

4. 通过髂腰肌的舒缩活动和胸腰椎的活动，良性刺激腰丛、骶丛神经和交感神经链，有提升腰腿功能和生殖器官功能的作用。

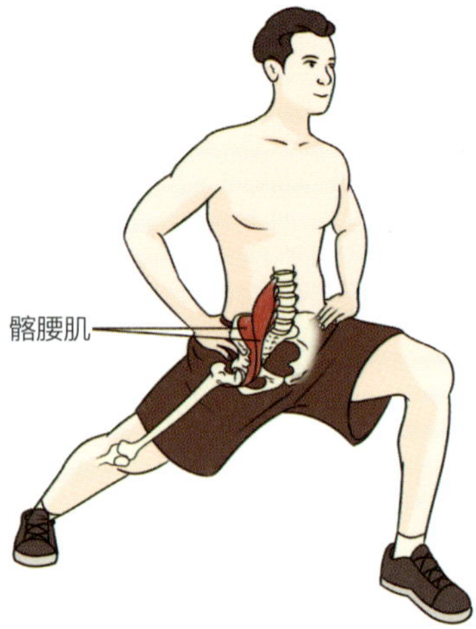

图 5-5-2　髂腰肌

5. 强化腰腹筋膜，减少腰腹部和腿部肥胖。

6. 膝关节伸直，对腘部、小腿三头肌、跟腱的拉伸作用强（图 5-5-3）。

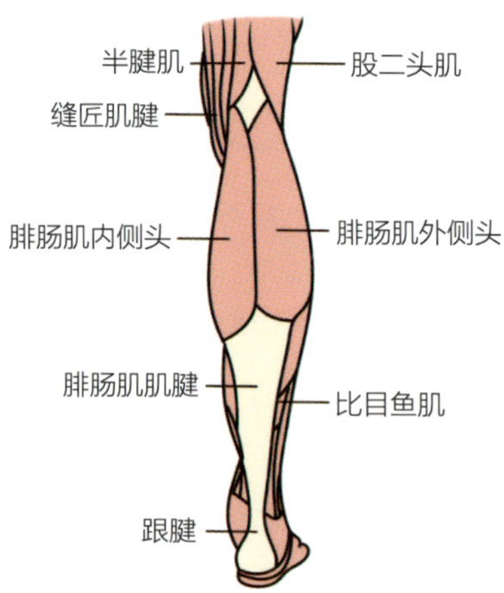

图 5-5-3　小腿后侧肌肉

大挥手动作使肩关节完成了内收 - 前屈 - 上举 - 外展 - 平伸的动作，涵盖了肩关节的大部分功能，是很好的肩关节运动，可使肩关节囊和韧带恢复正常的弹力。人能完成此动作，是肩胛带所属肌肉协调活动的结果，肌肉、神经得以协同活动。

人在完成大挥手之后，保持挺腰扩胸位，双手极力向外撑开，同时用力吸气，这个动作使背阔肌和整条竖脊肌得到最大程度的舒展，还有极力扩胸的作用，可纠正因久坐引起的含胸驼背、头颈前探，纠正轻度的胸椎小关节的错位，缓解因久坐和低头等不良姿势引起的颈、肩、背痛（图 5-5-4）。

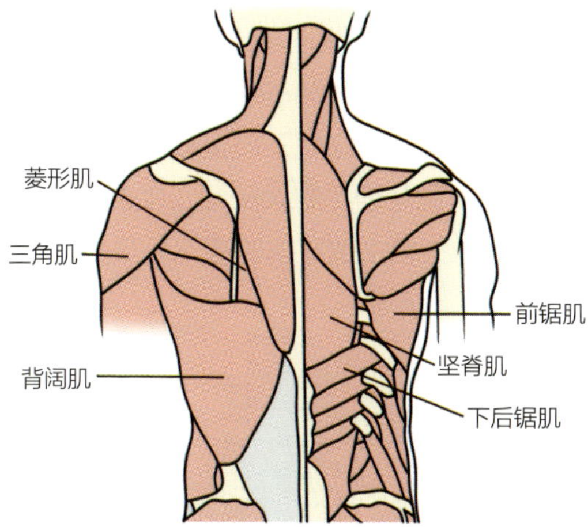

图 5-5-4　腰背部肌肉示意

人在肩关节外展挺胸之时，上焦之气可灌注于肩前内侧与锁骨下的三角区域，能调理因久坐引起胸背部经气郁滞，对疏理膀胱经经气有协同作用，同时有强化肺经的作用。

下半身弓步，乃传统武术训练中最为常见的步态之一。此步态完成时，双腿形成前弓后箭之势，故称为弓箭步或弓步。此时，前腿屈髋屈膝，后腿伸髋伸膝，前腿踝关节处于中立位或背伸位（较大的弓步时），后腿的踝关节处于极度的背伸位，左右转换弓步，就是左右交替地拉伸下肢关节及胸腰椎，并使肌筋膜、韧带、关节得到锻炼，可起到很好的平衡脊柱的作用。

当弓步形成时，后腿同侧腰大肌被较为明显地牵拉变长，同时带动肌肉牵引腰椎，在腰背侧的竖脊肌协同下，使腰椎的生理前凸加大，腰椎间盘髓核重心前移，有恢复腰椎生理前凸、减少腰椎间盘突出的作用。对于久坐办公的人，以及已经有腰椎间盘膨出和突出的人的腰椎康复，有一定的护养作用。

同时，左右腰大肌的交替拉伸和放松，对于腰大肌本身，以及行走于肌肉之中的腰骶丛神经（包括交感神经），均是轻柔的良性刺激。这种良性刺激利于这些组织保持功能正常，如腰丛神经和部分骶丛神经，主管下肢运动和感觉，以及血管和毛孔的舒张收缩，而骶丛神经的大部分，主管肛门括约肌、尿道括约肌的舒缩，也主管生殖器官的感觉和功能（图 5-5-5）。

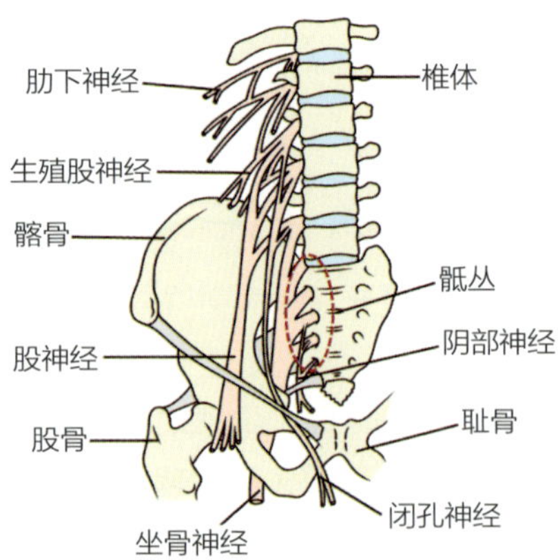

图 5-5-5　腰骶丛神经

从中医经络的角度看，**人体的带脉横行于腰腹部，相当于裤腰带的位置。人做弓步挺腰的动作，也能很好地活动和牵拉带脉，反复拉伸和放松，有舒通带脉经气和上述纵行诸经经气的作用。**因此，弓步挺腰的左右转换还具有较强的壮腰功能，对于功能性腰痛的患者和腰围粗大者尤其适合。

练功之时，人拉伸后腿之膝部和小腿，拉长筋膜，并使局部有胀满感，换步之时又放松，一紧一松，对腘窝和小腿诸穴有良好的刺激作用，不用担心受伤 / 受损，这种刺激可以起到轻柔按摩穴位的作用。配合挺腰，通调膀胱经经气的作用会更好，补肾柔肝的作用更强。

适练人群

此动作适用于久坐的各类人群。腰肌劳损、腰椎间盘突出症者，久坐低头工作者，慢性颈肩痛者，气虚痰湿困阻之肥胖、月经不调的中年妇女，男性腰身虚弱者，慢性腰痛者，性功能不全者，慢性前列腺炎患者等均适合。中年人多做可减少肩周炎（俗称五十肩）的发生。

练习提醒

1. 初学者弓步不宜大，可做小弓步，慢慢加大 后腿绷直有相当的难度，初学者不要因为动作不标准而放弃，而应坚持练习，同时有意识地将膝关节绷紧，使足跟不离地，日久可将弓步加大。

2. 前腿膝关节前方不可超出脚尖 较大的弓步，在步态转换时，对膝和踝关节的活动度、肌力有一定的要求，练习者切记循序渐进，不可急成。

3. 动作不宜过快 / 过慢，中等速度为宜 自己的呼吸节律是动作的节拍器，初学者相对较快，久习者呼吸变得深长，动作可变慢。慢慢体会腘窝绷紧感、腰部挺拔感、上肢伸长感和劳宫吸气感，以增强练习功效。

4. 上步时也保持半蹲位，身体不起伏，不摇晃，以步态轻盈为佳。

5. 此动作对肩关节、膝关节、腰椎的活动要求较高，人在转换体位时需要一定的体力和肌力。

6. 心肺功能较低者慎做。

7. 四肢大关节（肩、肘、腕、髋、膝、踝）等关节周围疼痛（包括关节炎、肌腱炎）急性发作时，禁止做此动作；在缓解期或僵硬期时，人应缓慢、小幅度练习，不能为了动作标准而强行拉伸。

8. 中老年膝骨关节炎患者，步幅要减少，站位应稍高以减少前膝的屈曲度。

9. 有半月板后角损伤者，慎做。

六、

强化肌肉
——仰卧挺身项后压

动作要领（图 5-6-1）

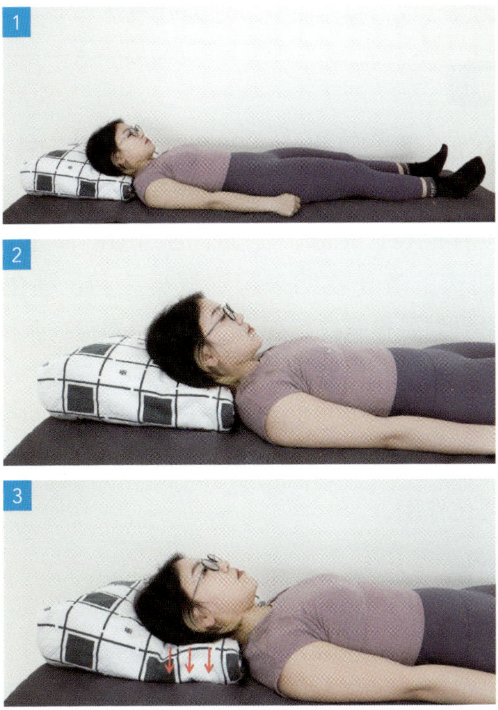

图 5-6-1　颈项后压动作示意

1. 人平卧位，头部枕于枕上。

2. 颈部用力，用后枕部压枕头，过程中保持下颌回收，切记不要抬头仰颈。

3. 用力时缓缓用鼻吸气至满，维持 1 ~ 3 秒。

4. 缓缓用嘴吐气，并缓缓放松颈部肌肉，至全身放松。

5. 一压一放、一吸一呼为 1 次动作，早、晚各练 30 次。

调息要领

颈部用力向后压枕头时，随着颈部缓慢发力，鼻部同步缓缓吸气；颈部缓慢放松时，嘴部同步缓缓吐气。呼吸速度与颈部发力的快慢一致，发力吸气、松力吐气。

功能作用

1. 强化颈部后方肌群，增强颈部力量及稳定性。

2. 改善人因长期低头带来颈部疲劳不适感。

这个动作的设计理念，是在不活动颈椎骨性结构的情况下，通过肌肉的等长收缩来起到舒缓疲劳、强化力量的效果。主要是针对颈椎既往存在病变，尤其是存在颈椎椎管狭窄情况、不适宜抬头的患者设计的。这一动作在发力时由颈肩部后方的斜方肌、颈夹肌、头夹肌、头半棘肌、头下斜肌、头后大直肌、头后小直肌、头棘肌等肌肉协同完成，可以起到良好的放松、强化作用。

适练人群

适合所有的正常人和一般的颈椎病患者。

有颈椎椎管狭窄的人群不适合做仰头动作，此时，练习颈后肌群，做此动作最为合适。

练习提醒

1. 练习前，人需要垫好合适的枕头，一般以让颈椎处于前屈 30° 为佳，颈椎管狭窄或神经、脊髓受压者，必须在颈椎前屈体位下练习。

2. 大家应注意发力部位，后颈部肌肉发力，而非头部发力，避免头部后仰。发力后将枕头压扁，头颈部处于稍微前屈位或中立位，不能处于过伸位。

自我保健有妙招，

小病小痛不求人

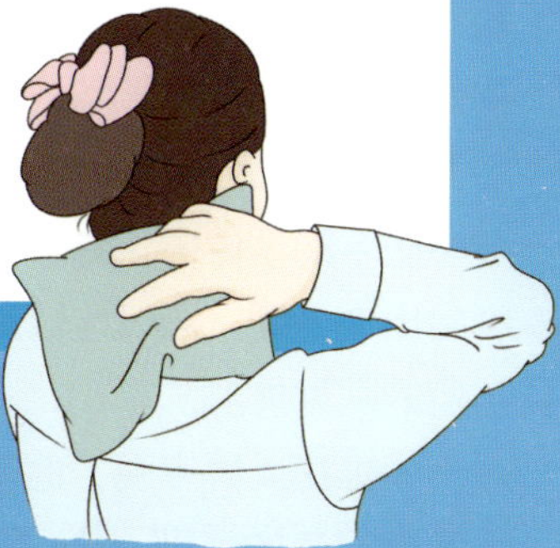

一、调养顺应四时，护颈事半功倍

1. 春——乍暖还寒，从防风防湿做起

进入三月，气温回暖，不少人以为天气变暖后颈椎病就能减少发作。然而，在中医的理论中，四时之气均有诱发颈椎病的因素，春天也不例外。

颈椎病的发病原因有三：筋骨失衡、气血失和、邪气积聚。我们所说的四时之气致病，大多属于“邪气积聚”范畴，人体感受自然界的外邪（外部刺激）而发病。

在中医学的理论中，春季多风，人易感风邪；而且春雨绵绵，容易出现返潮，湿气比较重。风、湿，就是我们在春季最需要防范的两种外邪。

对于颈椎病人群来说，他们的颈部状态较差，遇到无孔不入、挟裹着湿气的风邪，十分容易让风、湿“乘虚而入”，导致颈部疾病的发作。

这类患者发病之时，除了出现常见的上臂麻痛症状之外，还容易出现头颈部沉着、酸困，伴有头晕、呕心等症状。

在春季，我们应该这样保护自己的颈椎健康。

（1）穿衣——适度保暖，防风防湿：出门随身携带一条丝巾或围巾，对于防风、防湿极有好处。一条随身丝巾或围

巾，能让你既有温度，又有风度。关注天气预报，大风天务必以穿着风衣或厚外套为主，能有效防风，避免风气挟裹湿气而直接吹拂人体。高领衣或连帽衣，防风效果更佳。

（2）锻炼——避开大风，及时保暖：**人应适度运动，以身体微热、微汗出为宜，这一状态为体表气血、阳气最为旺盛的状态，有益于抵抗外邪，并将体表邪气通过汗液排出。**有晨练或晚间散步习惯的人群，尤其需要注意，早晚风较大，建议调整运动、出行时间，避开大风时段。尤其是既往有颈椎问题的人群，尽量沐浴着阳光走，最为有益。运动过后，大家要及时穿衣防风保暖，避免汗出当风。**尤其是人剧烈运动后，身体在运动时出汗较多，体表阳气会随汗液流失，此时若再汗出当风，阳气虚衰再加寒热交替，极易中招，引发颈椎问题。**

（3）睡眠——提前准备，避免受寒：人在夜间睡眠时，尽量穿着有领衣物，做好颈部保暖。注意增加衣物保暖程度，减少被褥厚度，避免起夜时受风。在床边放一件防风保暖的居家外套，起夜时可以披上。

（4）回南天——保持室内干爽，自我祛湿：在回南天时，尽量关上门窗，减少湿气进入室内。尤其住在低楼层的人群，建议使用除湿机进行室内除湿，降低室内湿度，保持干爽。平素湿气较重的人群尤需注意保持室内干爽，同时可以使用茯苓、薏苡仁、白扁豆、黄芪等煮水喝，还可以使用中药封包进行颈部外敷，或者局部进行艾灸，可起到祛风祛湿、温阳通络的效果。

2. 夏——清凉一夏，防暑祛湿有诀窍

进入夏季后气温渐渐升高，地表的湿气受热蒸腾上升，又以降雨的形式回落大地，并再次受热蒸腾上升，循环往复。因

此，夏季是全年之中降雨量最多的季节，且雨大多来得突然，去得迅速，在岭南地区、沿海地区这一现象尤为明显。

夏季的气候特点是气温高、雨水多，自然环境因素加上人为因素，很容易导致暑湿侵袭，影响我们的健康。

湿邪入侵，首先会影响人体的气血运行，表现为易疲倦、头昏沉、睡不醒等状态，如果大家有以上感受，就可能是体内湿气积累到一定程度了。

若湿气继续积累，会影响脾胃运化功能，表现为没食欲、消化功能变差、大便黏腻，严重的还会出现皮肤瘙痒、湿疹、脚气等。

在中医理论中“脾主肌肉”，在内的湿邪影响脾胃运化功能，亦会导致肌肉失去正常的濡养，从而出现肌肉酸胀不适、关节疼痛、腰背酸痛或导致关节炎、关节滑膜炎、颈腰椎间盘突出等疾病的复发等一系列问题。

筋骨受湿邪侵袭，经气运行不畅，反之也会影响脾胃运化功能，甚至引动自身潜伏的湿邪，尤其是脾虚多痰湿的肥胖人群，更需要注意。

炎炎夏日，我们该如何预防寒邪入侵自己的体内，诱发颈椎病？

衣食住行，方方面面都有讲究！

（1）穿衣——清凉的同时，勿忘适度保暖：夏季气候炎热，尤其是南方地区，人们外出多爱穿着短袖、短裤，露出颈肩和膝关节等部位，甚至有露脐、露腰的爱美女士等。人体裸露部位也因此失去了衣服的覆盖保护，环境中的风、寒、湿等邪气得以直接侵袭体表，如果恰好遇上机体正气虚弱，易导致发病。

因此，我们在追求衣着清凉的同时，要注意室内外温差，适度保暖，例如在空调房中穿有领衣服或者披上一件轻薄的披肩保护颈肩等。

（2）饮食——少吃生冷，健脾祛湿：过度生冷饮食会伤及脾胃，使脾胃运化功能下降，导致水湿滞留在体内不能排出。另一方面，脾负责运化人体内的水谷精微（营养物质）和水湿，脾胃功能失常也会产生内湿。这两方面相互作用，会对我们的脾胃造成伤害。因此，即便在炎炎夏日，我们也要管住嘴，切莫过度贪凉饮冷。

在饮食上，以健脾祛湿、舒筋活络为原则，可在日常煲汤的汤料或是食材中加入一些健脾化湿、强筋壮骨的药材，如薏苡仁、白扁豆、荷叶、车前草、芦根、土茯苓、千斤拔、牛大力、赤小豆、芡实、砂仁等。经常食用此类药膳，可以达到祛除暑湿、舒筋健脾的功效。

（3）居住——空调有风险，冷热交替需警惕：随着气温不断攀升，大家也越来越离不开空调。凉风虽舒适，但大家若不注意保暖，时间一长，就容易在空调房中受寒，尤其是从炎热室外直接进入空调房的瞬间，人的毛孔仍处于扩张状态，体表正气亦随汗出而耗损，身体便会因正气的防御能力不足，而容易受到风寒侵袭。

如果大家想吹空调又不想得颈椎病，就要尽量减少环境温差对颈椎的影响。

开空调注意事项

1）室内空调应调节到适宜温度，与室外温度的温差不能太大，一般在 5～10℃为宜，避免我们的颈椎因为不能适应骤然改变的环境温度而生病。

2）年轻人代谢速率高，夏季白天在室内工作的适宜室温是 24～26℃。人体在熟睡状态下的代谢速率会下降，所以年轻人睡前可以把空调温度调高 1～2℃，让室温保持在 26～27℃为宜。

3）老年人代谢速率较低，所在房间的室温可以调节得稍高，在 27～28℃；晚上睡眠时，可以把温度再调高一些，或选择关闭空调。

4）夏季，人在室内做运动时，为了避免中暑，应当把空调温度调低一些，但运动后应及时调高，避免在出汗状态下受到风寒侵袭。

5）除此之外，人在空调房中，还应该把门窗适度打开，保持房间适当通风。

夏天开空调还有哪些护颈注意事项

1）避免空调直吹：如果空调出风口正对办公座位或者床头，应及时尝试调整座位或床头的位置，远离出风口，以避免头颈部受寒。如果办公桌和床难以调整，则可以选择在空调上安装一块空调挡板，避免空调风直吹（图 6-1-1）。

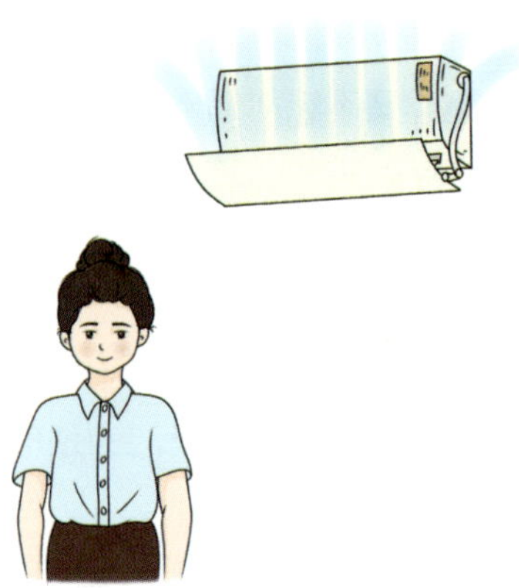

图 6-1-1　空调挡板

其次，在非直吹的情况下，可以佩戴帽子和丝巾（围巾亦可），既可防风，也能起到保暖以及美观的作用（图 6-1-2）。

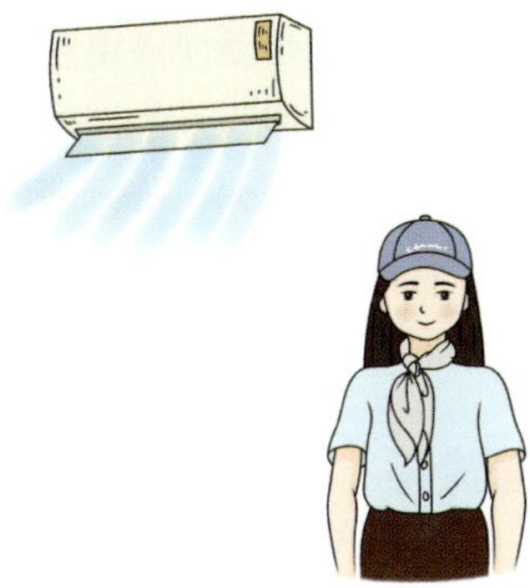

图 6-1-2　戴帽子、丝巾

2）睡眠时注意颈部的保暖：在睡衣的选择上，人应选择有领睡衣，能对颈肩部起到更好的防寒保暖作用；可在床边放置一件外套，在起夜的时候披上，也可以降低因颈椎受寒而患病的风险。

3）出汗后避免立刻进入空调房：人在出汗和淋雨后，身体表面湿气较重，如果直接进入温度较低的空调房，容易导致湿邪侵入人体，引发颈椎问题。因此，在淋雨、出汗后，我们应先更换自己的湿衣服，擦干头发，等体表温度回到常温后，再进入空调房。

（4）出行——随身带伞，及时擦干：夏季雨水充沛且来去匆匆，人在户外行走和活动时，要注意随身携带雨伞，以备不时之需。当不慎被雨水淋湿时，即便只是被淋湿了少许，也要注意及时擦干，勿贪图省事，避免湿气长时间附着于体表，不为湿气侵袭体内提供机会。

（5）锻炼——适度出汗，强健筋骨：夏天天气炎热，人易流汗。中医认为，人体气机是随津液运行而遍布全身的，汗液属于津液的一种，当我们大量流汗的时候，体内正气亦会随之耗损，从而使得抵御邪气的能力下降。所以，夏季我们更推荐一些既不能太剧烈，又能适度出汗的运动，如走路、健身操、八段锦、太极拳等。

3. 秋冬——风号雪舞，防寒保暖这样做

秋冬季节，风寒日增，气机肃杀，阳气收藏，人体的气血运行亦受影响，卫外之气常趋于里，皮肤不耐风寒，筋脉也较春夏之季较为僵硬。内外环境的变化，使许多慢性筋骨病容易发作，颈椎病更是如此。

如何做才能防寒保暖，保护好颈椎健康？

（1）起床：秋冬季节，人适合早睡晚起，在条件允许的情况下，可以适当延长起床时间。

然而即便是晚起，人每一次起床都需要鼓足勇气面对被窝外面冷冰冰的世界，而这时候由于温差变化过大，也非常容易受凉。怎么做才能让身体更快适应温度变化呢？

首先，人出被窝的时候，不要直接掀开被子，从侧面慢慢出来，适应外界的温度；如果需更衣外出，可以把要更换的打底衣服放入被窝里暖一下，换好后再出来；有条件的话，还可以购买暖风机，先把需要更换的衣服烘热，再进行更换。

着装温馨提示

1）穿着低领的衣物者，可备围巾。

2）穿着长裤、长袜者，应避免露膝、露足踝。

3）人们应随身携带厚外套，以备不时之需。

4）平时有颈痛、膝痛、脚凉者，着装上可在这些地方多加保暖。

（2）晨起运动：起床后，不少中老年人都有外出锻炼的习惯，在冬天我们建议可以延迟出行，如果天气晴朗，等到阳光明媚时，沐浴着阳光做运动，暖和之余还能促进钙吸收。

建议大家先在家中做好热身运动，舒展筋骨后再出门活动，除了走路、散步外，还可以多做一些轻柔的运动。

大家锻炼时，选择内穿透气衣物，外加外套的着装，根据气温，可适时选择轻薄的运动外套或棉袄、羽绒背心，做好保暖工作，同时注意出汗后不要立即脱衣，以免受寒。

如果气温太低，伴随着下雨、路面结冰等情况，则不建议户外活动，大家可居家进行锻炼，备上一双干净的可在家穿的运动鞋，既能保暖，又能防滑。

而对于更倾向于晚饭后散步运动的中老年人，则建议少走江边，江边风大，需要格外小心，需提前备好衣物和围巾。

人外出时，还要注意佩戴好口罩，除防病毒之外，还能起到保暖作用，减少冷空气对鼻黏膜的刺激，保护好呼吸道。

（3）洗澡：天气寒冷，洗澡简直就像一场战役，人穿衣、脱衣都需要鼓足勇气，也很容易被寒气侵袭。对于老年人而言，若不常出汗，可以不用天天洗澡。

大家在洗澡时，为了创造温暖的环境，可以做好以下准备。

1）安装地暖，实现室内有效保暖。

2）在没有地暖的情况下，可在浴室安装浴霸升温，卧室开空调升温，临时购置加热器也是很好的选择。

3）除此之外，还要提前做好穿衣准备，方便快速完成洗澡后的穿衣工作。

4）老年人洗澡时可以适当减少沐浴露和香皂的使用次数，皮肤上保持适量的油脂，可有效减少皮肤瘙痒。洗澡后也要注意及时涂抹润肤乳，避免皮肤过于干燥。

（4）睡觉：冬天是人们“养、藏”的季节，建议比往常更早入睡，养精蓄锐。被窝是温暖的归属，然而也要做好保暖工作。

1）选择有衣领的厚睡衣、厚睡裤，避免露肩、露颈，中老年人的睡衣、睡裤一定要够厚。

2）床头放一张椅子，备好一件大衣，人起夜时可披上，避免因冷热变化而着凉。

3）被窝里塞一件薄睡衣，人起夜时在被窝里披好后再起身，可起到一定的保温作用。

需要注意的是，被窝再暖，也不建议蒙头大睡，否则容易导致被窝里二氧化碳浓度高，醒后感到昏昏沉沉、全身乏力。

二、

颈椎喜温畏寒，护养自有方法

1. 自制热敷包，温经通络还镇痛

由于气血状态不佳，急慢性颈椎病患者或多或少都会有颈部发冷、僵硬等困扰，针对这种情况，热敷颈肩部能有效改善局部气血循环，起到活血通络、祛瘀生新的作用（图 6-2-1）。

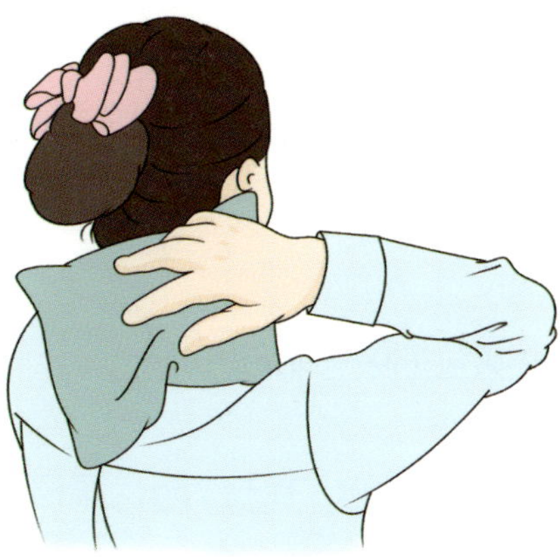

图 6-2-1 使用热敷包示意

（1）四子散中药包热敷

材料

吴茱萸 100g，莱菔子 100g，芥子 100g，紫苏子 100g。

做法

1）装药包：将材料装入热敷药包中。

2）加热：将药包撒上少量水（1～2mL），放置于微波炉中，中火加热 2 分钟即可；注意药包需要全布制，不能带有拉链等其他材质的物件。

3）热敷：将加热后的药包敷在身体疼痛部位，一天内可行 2～3 次，每次热敷 15～20 分钟。

功效

适用于颈、肩、腰、背发僵、发冷者，可温经散寒、通络止痛。

注意事项

1）每个药包可使用 5 次，闻到无药味或出现焦味即可丢弃。

2）不要使用温度过高的热敷袋，以免烫伤皮肤。

3）热敷后注意对患处进行保暖。

（2）艾叶热敷包（林定坤教授经验方）

材料

艾叶 150g，防风 75g，桂枝 75g，海桐皮 100g，白芷 50g，苍术 50g。

做法

1）打药末：将上述中药材用专门的仪器打成粗末状或是用刀剁成粗末状，粗末以小米大小为佳，装入热敷药包中。

2）加热：将药包撒上少量水（1～2mL），放置于微波炉中，中火加热2分钟即可；注意药包需要全布制，不能带有拉链等其他材质的物件。

3）热敷：将加热后的药包敷在身体疼痛部位，一天内可行2～3次，每次热敷10～15分钟。

功效

适用于颈、肩、腰、背发僵、发冷者，可舒筋活络，在一定程度上能缓解疼痛。

注意事项

1）每个药包可使用5次，闻到无药味或出现焦味即可丢弃。

2）不要使用温度过高的热敷袋，以免烫伤皮肤。

3）热敷完后注意对患处进行保暖。

（3）简易操作版：条件有限者，可直接用热水袋替代。

对于颈、肩、腰、背经常半夜发作僵硬、寒冷者，可以常备暖宝宝，一撕一贴即可快速发热，改善症状，用于夜晚应急。

2. 艾灸这些穴位，轻松散寒祛湿

艾灸是一种以艾叶为原料，制成艾条、艾炷等物品，点燃后产生热量用以刺激人体穴位或特定部位的方法，常用于治疗疾病、养生保健，对慢性筋骨病具有一定的保健作用。

当颈肩出现不适时，推荐灸风池、风府、肩井、风门、足三里、丰隆六个穴位，围绕穴位进行区域性灸疗（图6-2-2）。

（1）风池：位于颈后区枕骨下，在颈后、枕骨下外侧大筋外凹陷中，按之有酸胀感；《通玄指要赋》中有“头晕目眩，要觅于风池”之说。艾灸此穴，不仅可改善各类头痛、偏头痛、头晕，还能减轻颈椎受风寒侵袭后的僵直胀痛以及缓解长时间低头工作所导致的酸软疲劳。

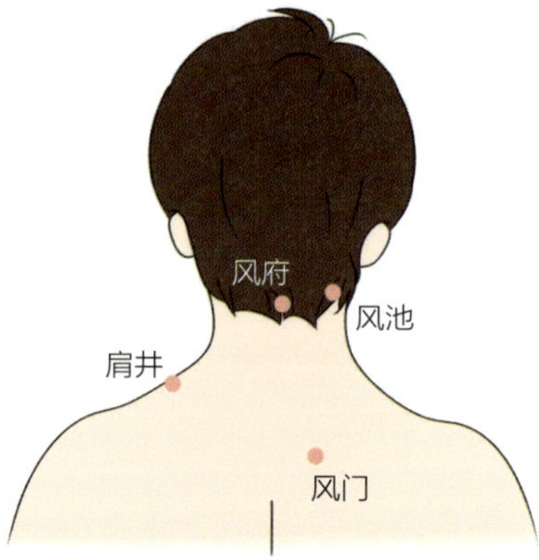

图 6-2-2　颈肩部艾灸穴位

（2）风府：位于后颈部，两个风池连线中点，颈顶窝处（为颈部和头相接处的凹陷）；风邪容易聚集于风府，艾灸此穴，有助于疏散风邪，促进气血循环，缓解颈部肌肉的紧张不适。

（3）肩井：位于肩胛区域，大椎与肩峰最外侧点连线的中点；其对调和气血、舒筋活络、理气止痛、清热散结等有重要作用。艾灸此穴，可以很好地缓解久坐伏案所带来的颈肩部的紧张和压力。

（4）风门：位于背部区域，在大椎下第 2 个凹陷（第 2 胸椎与第 3 胸椎间）的中心，左右各 2cm 处；此为风邪入侵的门户，艾灸此穴，可有效祛风散寒，改善颈项僵硬、肩背酸痛等问题。

（5）足三里：位于小腿外侧区域，外膝眼（犊鼻）下 3

寸（约4横指，食指、中指、无名指和小指者并拢，以中指中节横纹处为准），胫骨前缘旁开1横指（中指）处（图6-2-3）。民间有一句俗话："常按足三里，胜吃老母鸡"，足三里为养生保健的要穴，艾灸此穴，能够调理脾胃，促进全身气血运行，濡养筋骨，强身健体。

（6）丰隆：位于小腿外侧区域，外踝尖上8寸，距胫骨前缘两横指处（图6-2-4）；艾灸此穴，能够通调脾胃气机、祛湿化痰，改善因受寒湿侵袭、气血运行受阻引起的关节、筋骨疼痛。

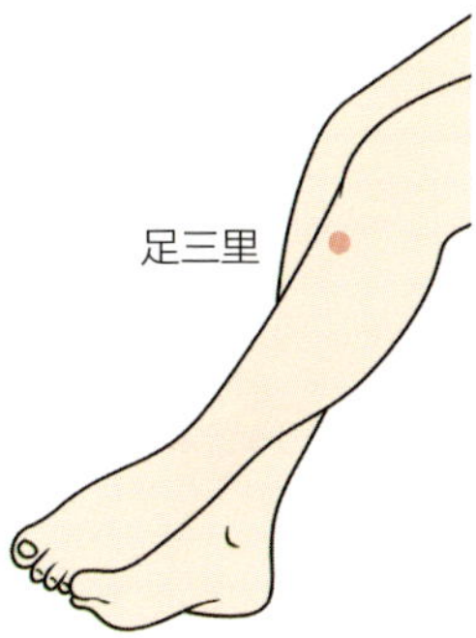

图6-2-3　足三里

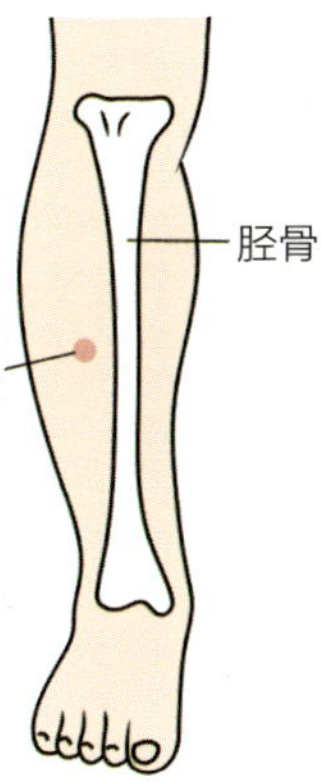

图6-2-4　丰隆

艾灸小贴士

（1）患者点燃艾条，在距离皮肤大概1寸的地方，进行艾灸，可自行根据热感调整灸条距离，艾条可固定在穴位上方，或以穴位为中心画圈灸10～15分钟。

（2）热度以渗透而无烫感为佳。

（3）患者要保持注意力集中，以免艾条偏移穴位，影响疗效，或是距离过近，烫伤皮肤。

（4）注意用火安全，避免艾条落火，点燃周边物品。

（5）若因施灸不当，局部皮肤烫伤可能会起水泡，请勿自行处理，需要及时就医用药。

3. 理疗有设备，样式功能此告知

目前市面上流行的红外线理疗仪，大多是类似于台灯的一个照灯，应用极为广泛，号称是哪里痛了烤哪里的“神灯”，无论是久坐后的肩颈酸痛还是膝关节炎酸胀、乏力等症状，烤一烤都有好处（图 6-2-5）。

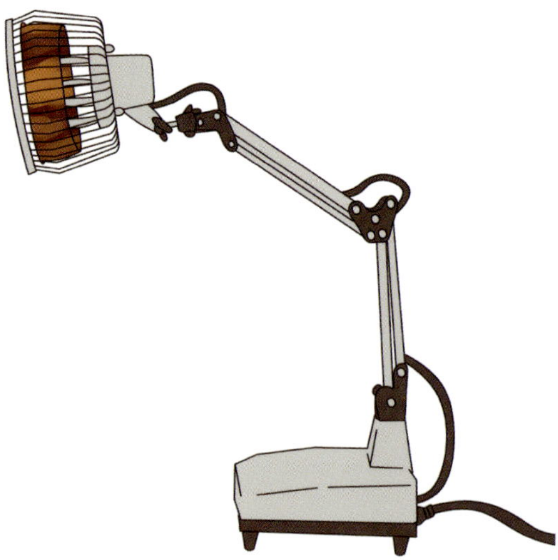

图 6-2-5　红外线治疗仪

这种说法的确有一定的道理。

红外线治疗能够使人体皮肤、皮下组织产生温热效应，组织温度升高、毛细血管扩张、血流加快、物质代谢加快，组织细胞活力及修复能力提高，达到行气活血、温中散寒、消肿散结的效果。

对于慢性颈肩疼痛患者，红外线治疗利于促进局部炎症渗出物的吸收、减轻肿胀，缓解炎性症状，从而起到镇痛、加速组织修复的作用。

与此同时，与热敷包和艾灸相比，它的操作更加简单，只需要提前调试好温度和时间，就能在不接触皮肤的情况下，稳定、持续地进行热敷，因此，颈肩部经常疼痛的朋友，有条件的话，确实可以在家中常备这样一个理疗工具，必要时配合外用药油同时使用，“涂药＋照灯”的组合，效果更佳！

用法

用红外线灯照射颈部及压痛点，照射距离为 30～50cm，每次照射 15～30 分钟，以皮肤出现红晕、感觉舒适为宜。1 日 1～2 次，10 天为 1 个疗程。

红外线使用注意事项

（1）首次治疗要检查治疗部位皮肤知觉是否正常，有感觉障碍者（如患有糖尿病及某些神经系统疾病等）一般不应使用。如必须照射，应用小剂量，并随时观察局部反应，避免受伤。

（2）急性创伤的早期（24～48 小时，也叫急性期）不使用红外线照射。急性期过后要咨询医生，视病情酌情用小剂量治疗。

（3）禁止眼睛直视红外线灯泡。

（4）治疗前患者应除去红外线作用范围内的金属物品。

注意远离各种易燃物品，设备注意通风散热。

（5）设备使用时温度较高，不要用手触摸开着的红外线灯泡，不要擦拭热的灯泡，避免损伤灯泡表面特殊涂层。

（6）照射过程中，操作者应随时观察患者局部皮肤反应，如皮肤出现桃红色的均匀红斑，为合适剂量；如皮肤出现紫红色，应立即停止照射，并涂凡士林以保护皮肤。

（7）治疗过程中如出汗过多，感觉头晕、心慌等应适当加大照射距离。治疗后休息、饮水。

三、

学会按摩，解除烦恼

1. 开肩按摩法

开肩按摩法是林定坤教授用于颈椎自我保健的方法，通过轻柔的手法对痛处进行点按，力度以能耐受疼痛为度，可进一步改善肌肉的痉挛状态，减轻炎症。

动作要领（图 6-3-1）

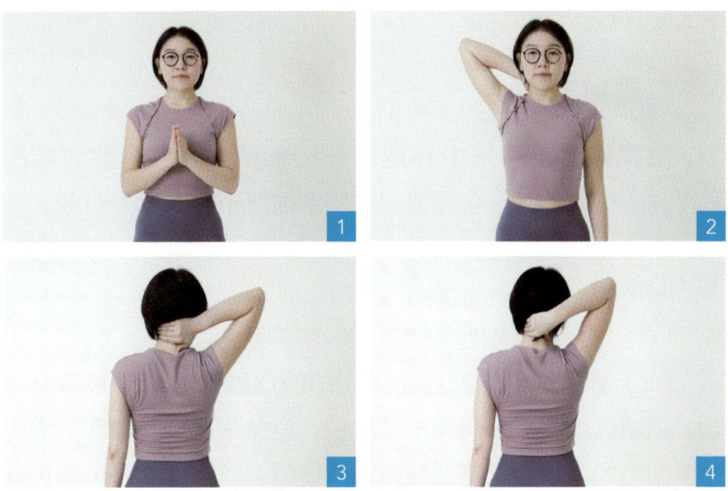

图 6-3-1　开肩按摩法动作要领

（1）患者双掌互搓，至手掌发热，摸到颈部后方，用手掌对颈部、颈肩交界处等进行揉搓。

（2）患者手掌摸到颈部后方，拇指与另外四个手指分别搭在颈部的两侧，其间保持挺腰端坐、双眼平视前方，肘关节尽量向后展开。

（3）患者用指腹轻柔按摩颈部，左右手交替进行。

注意事项

（1）如果疼痛剧烈，患者手臂无法上抬，按摩动作可由家人进行，要领同前。

（2）**按摩力度以患者能耐受为宜。如果力度太大容易导致疼痛进一步加重，其原因是剧烈的疼痛会激发人体自我保护，加剧肌肉痉挛，同时因用力造成疼痛的过程中，也会同时加重炎症反应。**

（3）每天 2～3 次，每次持续 5～10 分钟，时间太长或频率太高，也易加重疼痛。

2. 搭肩按摩法

自我搭肩按摩法由林定坤教授创编，能够缓解肩颈疲劳，对于长期保持一个姿势引起肩部酸胀不适者十分有效。

动作要领（图 6-3-2）

（1）患者单手抬起，搭在另一侧肩膀上。

（2）患者利用除拇指之外四指的指腹力量，对颈肩交界处、肩膀进行向下、向深按揉放松，避免采用拇指、四指相向而捏的方式，按揉至肩部疲劳有所缓解。这一动作可承接在开肩自我按摩法之后，由颈至肩进行放松。

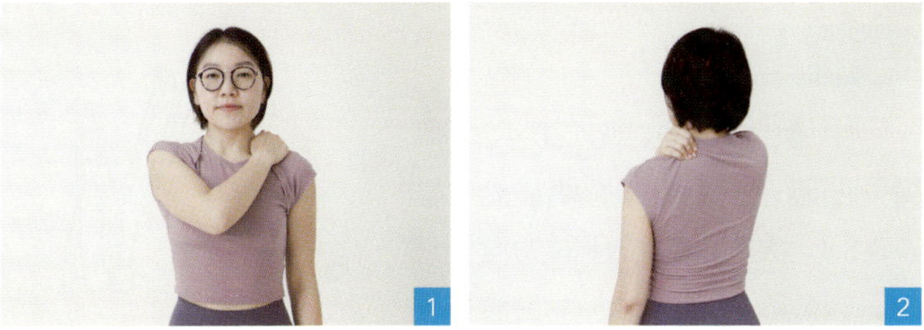

图 6-3-2　搭肩按摩法动作要领

注意事项

（1）如果疼痛剧烈，患者手臂无法上抬，按摩动作可由家人进行，要领同前。

（2）按摩力度以患者能耐受为宜。如果力度太大，非常容易导致疼痛进一步加重，其原因是剧烈的疼痛会激发人体的自我保护，加剧肌肉痉挛，同时因用力造成疼痛的过程中，也会同时加重炎症反应。

（3）每天 2～3 次，每次持续 5～10 分钟，时间太长或频率太高，也容易加重疼痛。

3. 中渚点穴法

急性颈痛时，肌肉疼痛大多是由颈部两侧斜角肌痉挛引起的，而手少阳三焦经正好沿着斜角肌所在的侧方区域分布，并循行至耳后方。

中渚是手少阳三焦经的输穴，输穴是经络中经气旺盛的点，其作用大多是治疗所在经络（阳经）循行分布区域的痛症，尤其是远端的疼痛。因此，按中渚可对颈部起到一定的镇痛作用。

动作要领

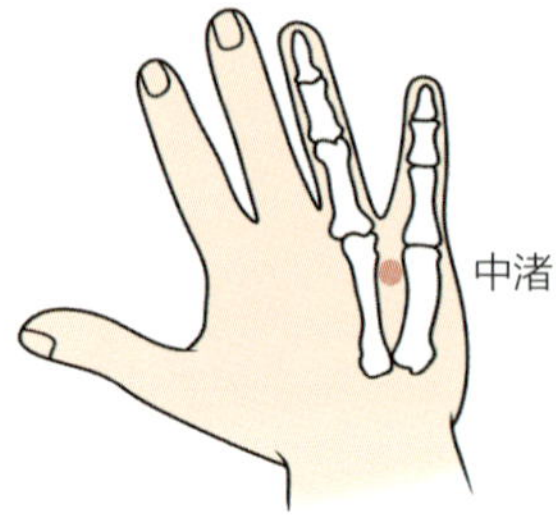

图 6-3-3　中渚

中渚位于手背部，第 4、5 掌骨间凹陷，按之酸胀感明显处（图 6-3-3）。大家注意按压时力度要适中，当酸胀感明显时，配合缓慢活动颈肩部，每次点按 3～5 分钟，可以早晚各 1 次。

4. 后溪点穴法

后溪是手太阳小肠经的输穴，手太阳小肠经在最早的经络学文献《脉书》里被称为肩脉，与人体的颈肩等部位密切相关。

同时，其为八脉交会穴之一，与后背的督脉相通，按揉后可以缓解颈肩酸痛、僵硬、活动困难等问题，还可以保护阳气，提高机体的抗病能力。

动作要领

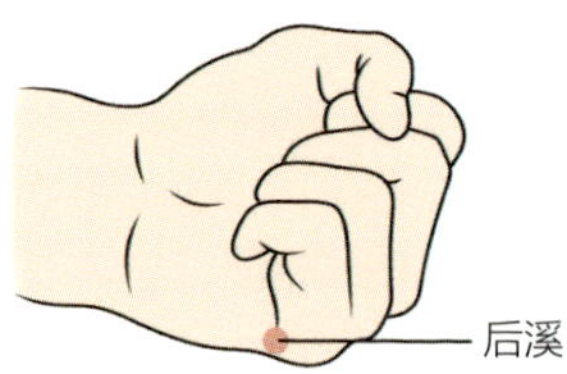

图 6-3-4　后溪

后溪位于人体的手掌尺侧，微握拳，当第 5 掌指关节后的远侧掌横纹头赤白肉际处（图 6-3-4）。患者手微握拳，用另一手的拇指指尖掐按后溪，力度以能耐受为度，微感酸痛即可。

注意按压时力度要适中，不要掐破皮肤，当酸胀感明显时，配合缓慢活动颈肩部，每次点按 3～5 分钟，可以早晚各 1 次。

当我们坐在办公桌前时，可以把双手后溪放在桌子的边缘，然后沿着边缘轻轻地来回滚动手掌一侧，也可以达到刺激穴位的效果。

5. 外关点穴法

外关通于阳维脉，具有解表祛风、活络止痛的作用，此穴具有清热解表、通经活络的作用。多用于治疗颈椎病、落枕、偏头痛等。

动作要领

外关位于手臂的外侧中间，腕关节横纹上约 3 横指宽处（图 6-3-5）。用拇指或示指指腹揉外关，按揉 20 ~ 30 次，以酸胀感为度。

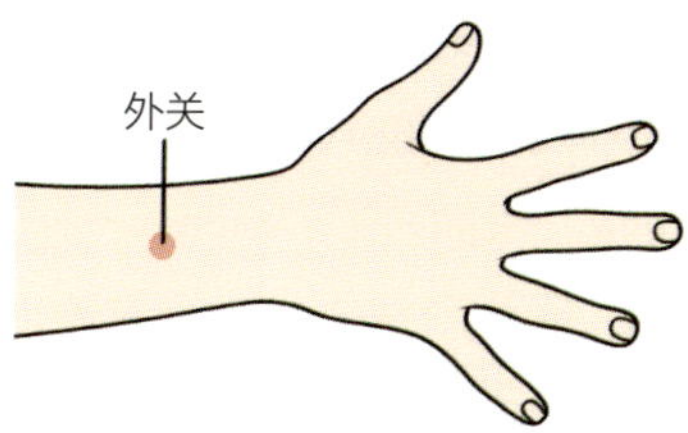

图 6-3-5　外关

四、

颈椎需营养，膳食有讲究

1. 这样搭配，筋骨更健康

我们知道，钙是骨骼的重要成分之一，而维生素 D 可促进钙吸收；胶原蛋白是软骨的重要组成部分；蛋白质也是形成韧带、骨骼、肌肉所不可缺少的营养素。所以大家想要养护颈椎，应以富含钙、维生素 D、胶原蛋白、蛋白质的饮食为主。

（1）补充钙元素：随着我国人口老龄化加剧，骨质疏松的发病率逐年上升。缺钙是造成骨质疏松的主要原因之一，因此，很多人在日常生活中越来越重视补钙。牛奶、奶酪、绿叶蔬菜、豆腐、芝麻酱、坚果均富含钙元素，多摄取以上食物能保证充足的钙摄入。中国营养学会推荐成人每日钙摄入量为 800mg，一项膳食营养调查显示，我国老年人平均每日从饮食中获得钙约 400mg，故平均每日应额外补充的钙量为 400mg。补钙期间，建议每 3 个月检测 1 次血钙和尿钙浓度，如发生高钙血症应停药；尿钙增加则需减少钙剂剂量。

（2）补充维生素 D：大家摄入充足的维生素 D，能够促进肠道对钙的吸收、骨骼肌的合成，对增强肌肉的力量、预防摔倒和骨折具有重要的作用。维生素 D 可以通过日常饮食摄入，如适量吃鱼类、蛋黄、乳酪等食物，当膳食不能满足需求时，还可以通过购买专门的维生素D补充剂进行补充。同时，晒太阳也是获取维生素 D 的重要途径，鼓励大家在阳光明媚的日子里多出去走动、进行户外运动。

（3）补充胶原蛋白：胶原蛋白是软骨、韧带的主要组成成分，起着构造软骨组织框架、支持关节负重、保护和修复受损关节软骨和韧带等重要作用。鱼肚、猪皮、猪蹄筋、牛蹄筋、鸭掌、鱼皮等食品富含胶原蛋白，适当地食用以上食物可获得丰富的胶原蛋白，促进关节软骨修复，对颈椎退行性改变有一定治疗效果。

（4）补充蛋白质："千金难买老来瘦"，在控制好体重的同时，也要补充充足的营养，尤其是足量蛋白质的补充十分重要。优质蛋白质可通过食用鱼、禽、蛋、瘦肉补充，1 周可吃鱼 300～500g、蛋类 300～350g、畜禽肉 300～500g，但不宜集中在一餐摄入大量蛋白质。同时，还可以常吃全谷物、大豆制品，适量吃坚果。

2. 来碗靓汤，不用医生帮

另外，针对不同的季节和身体情况，推荐以下几种药膳。

（1）四物乌鸡强筋汤

原料：乌鸡半只、人参 10g、当归 10g、熟地黄 12g、白芍 10g、川芎 6g、大枣（去核）2 个，生姜 3 片，水、食盐适量。

制法：乌鸡，切块，放入凉水煮开汆 2 分钟，去除血水；将汆好的乌鸡和人参、当归、熟地黄、白芍、川芎、大枣及生姜，一起放入瓦煲中，加入 1.5L 矿泉水，大火烧开后转小火慢炖 1 小时，根据个人口味加入适量食盐。

功效：此汤以养肝和强筋为主。四物汤出自唐朝蔺道人的

《仙授理伤续断秘方》。这本书为骨伤科专著，较早提出了外伤内治的理念，认为筋骨损伤需要内外兼治，内调气血可助筋骨损伤修复，并制养血活血的汤方，名为四物汤。肝藏血，主筋。因此，四物汤对于肝血不足和筋弱均有补养作用。后世不仅将其用于治疗血虚诸症，还用于治疗筋骨痿弱、痛经等。方中当归、熟地黄、白芍、川芎这四种药材，不仅用于治疗，也常常用于药膳。此汤以四物汤为底，加以乌鸡和人参，能够增强补益气血的功效。乌鸡，不仅毛黑，而且脚和皮肉均黑，可滋阴补肾。配以四物汤，则可强化四物汤养肝的功效。人参甘温益气，补中益气的作用最强。汤中加人参，补气、运脾，可助四物汤和乌鸡养血之力，达到气血双补的效果。

适应证：中医认为，春在五行中属木，而肝也属木，因而春气通肝，春季是养肝的最佳时节。该汤方养肝养血，适合春季饮用。适合中年尤其妇女更年期前后，老年人群气血衰弱、筋骨酸痛，年轻人熬夜过多，或女性月经量较大、唇色淡白者。

（2）大力猪骨汤

材料：猪脊骨 300g、牛大力 30g、杜仲 10g、春砂仁 3g、芡实 10g，生姜 3 片，水、食盐适量。

制法：猪脊骨斩大块，放入凉水煮开氽 2 分钟，捞出；将氽好的猪脊骨和牛大力、杜仲、芡实、生姜，一起放入瓦煲中，加入 1.5L 矿泉水，大火烧开后转小火慢炖 1 小时，关火前 10 分钟放入春砂仁，根据个人口味加入适量食盐。

功效：对于慢性筋骨病患者而言，除了补气血外，强筋骨亦是必不可少的。强筋骨的方法，外在可以坚持功法练习，内在亦可通过补肝肾、强筋骨的汤方，增强筋骨濡养。牛大力、杜仲补肝肾、强筋骨，芡实、春砂仁能祛湿醒脾，配合猪脊骨同煮，血肉有情之品，滋补而不腻。内服、外练，双管齐下，强筋健骨，可有效改善全身筋骨状态。

适应证：春季养生重在养肝护脾，该汤方补肝祛湿，适合春季饮用。中老年人群，筋骨力量、协调性下降者，平时易疲劳、劳累后易出现颈肩腰腿疼痛不适者，如都市白领、家庭主妇等。

（3）葛根黄芪猪骨汤

材料：鲜葛根 400g、猪脊骨 500g、黄芪 30g、大枣（去核）2 个、姜 3～5 片，水、盐适量。

制法：葛根洗净去皮，切成方块；猪脊骨焯水后捞出；将葛根、猪骨、黄芪、大枣、姜片放入炖锅中，加入 2L 冷水，大火煮沸，然后调文火炖 2 小时，加盐调味后即可食用。

功效：葛根升阳通经，扩张血管，改善气血循环；黄芪补中益气；猪脊骨为血肉有情之品，滋补而不腻，三者结合，可达到补气升阳、行气解表、生津止渴的效果。

适应证：夏季气温高，雨水增多，空气湿度大，十分闷热，许多人经常待在室内空调环境下，没有汗出，导致体内寒湿无法排泄，此时就需要健脾提气、补气升阳，方能增强抵抗力，抵御外邪。本汤方适合夏季久待空调房，出现头晕、头痛、乏力等空调病症状以及颈肩受寒出现疼痛不适的人群饮用。

（4）当归生姜羊肉汤方

原料：羊肉 500g、当归 20g、生姜 20g、孜然 3g、山药

100g、白萝卜半个、去皮马蹄 3～4 个、枸杞子 10 余粒，水、料酒、盐适量。

制法：将羊肉清洗干净、切块，首先加入清水浸泡约 1 小时，其间需要数次换清水以去除血水。浸泡后捞出，冲洗干净，冷水下锅，大火煮沸后调小火再煮 3 分钟，撇去浮沫后捞出备用；将焯水后的羊肉与生姜、当归、山药、白萝卜、马蹄放入锅中，加入孜然、料酒少许，加入清水没过食材，炖煮一个半小时；加入枸杞子和适量盐调味后，即可盛出。上述材料用量为 2～3 人份，具体用量可自行斟酌。

功效：此汤方来源于《金匮要略》中的记载："当归三两，生姜五两，羊肉一斤。上三味，以水八升，煮取三升，温服七合，日三服。"但这道驱寒滋补的名汤原方药材用量太大，我们将原方进行改良后，形成了这一道适宜现代大多数人群的当归生姜羊肉汤方。汤方中，羊肉温燥，大补元气，当归、枸杞子补血，山药健脾，配合生姜辛温散寒，共助羊肉大补气血。

适应证：阳气虚衰之人；畏寒怕冷、怕风的中老年人群；平日易疲劳、工作强度大、熬夜多、面白唇淡、怕冷、怕风的中年人群。

温馨提示

感冒和消化不良的人群、处于经期的女性不建议饮用。

本汤温热之力较强，更宜在秋冬降温时节服用，约 1 个月 1 次即可。

若在春夏之际服用，则羊肉、当归、生姜用量减半，2～3 个月服用 1 次即可。

颈椎问题真不少，知悉防患保健康

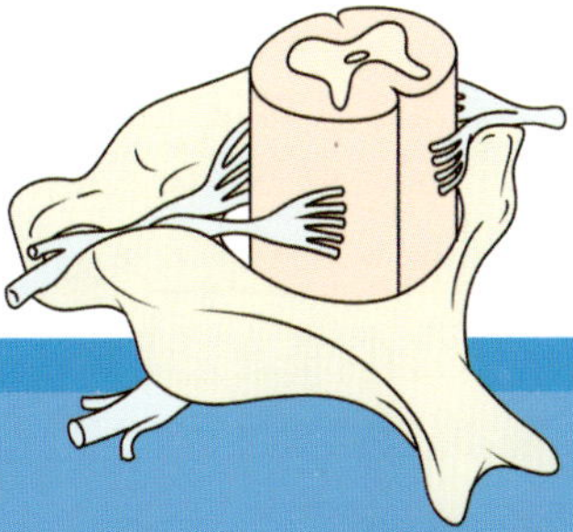

一、常见问题大集合，总有你想知道的

1. 你了解颈椎病吗

颈椎病是颈部疾病的一种，特指颈椎间盘退变，引起颈椎骨质增生、韧带肥厚等改变，刺激或压迫颈部的重要神经，如神经根、脊髓，或血管如椎动脉等，并引起临床症状和表现的一类疾病。

这个定义，指出了颈椎病的病名、病因和病理。病因主要是退行性改变，并且是始于椎间盘的退行性改变。对于颈 2 以上的颈部的一些退变，专业上不能称为颈椎病。同时，很多颈部疾病有退变的病理基础，比如 X 线片看到骨质增生，但又没有症状，都不能称为颈椎病。

至于颈部的肌肉劳损、筋膜炎、寰枢椎的错位等，虽然也发生在颈部，但与“颈椎病”的定义不相符合，严格讲不属于颈椎病。

临床上有许多疼痛和其他症状来自颈部，其病因也常常不是单一的，有时难以完全分清楚。对于非医务人员，往往会把颈部的慢性病痛都称为颈椎病，但从专业的角度讲，颈椎病只是颈部疾病的一种而已，有专属的定义和病因、病理。

2. 得了颈椎病，有哪些痛苦

颈椎病分为神经根型颈椎病、脊髓型颈椎病、交感神经型颈椎病、椎动脉型颈椎病、颈型颈椎病、食管型颈椎病、混合型颈椎病。不同类型颈椎病的表现不尽相同。

常见的颈椎病类型及症状表现如下。

（1）颈型颈椎病：常以颈部的胀、痛等不适为主要症状。胀、痛可能反复发作，但是没有手臂疼痛麻木、走路不稳、眩晕等神经或者血管方面的症状。其由于颈椎间盘退变、骨质增生等因素引起颈部周围应力平衡发生改变，引起颈部肌肉紧张、肌筋膜炎症等，从而产生不适症状。

（2）神经根型颈椎病：主要表现为从颈肩部一直延伸到手臂、手指疼痛、麻木等症状，甚至出现上肢力量下降。这类颈椎病是由于颈椎间盘突出、颈椎骨质增生、相邻关节松动移位等，产生对颈椎神经根的挤压或移位刺激，从而引发疼痛等症状。

（3）脊髓型颈椎病：由于颈椎退变结构压迫脊髓或压迫供应脊髓的血管，进而出现四肢感觉、运动、反射以及大小便功能障碍等症状的综合征，主要表现为手麻，在扣扣子、写字等精细操作上表现笨拙，以及走不稳、走路有踩棉花感等。病情发展至严重阶段，甚至出现无法抓稳筷子和写字、下肢沉重、活动受限不能行走等情况。它是颈椎病中最严重的一类，可致瘫，并且脊髓压迫受损后有不可逆转的可能性，常常需要进行手术治疗。

（4）交感神经型颈椎病：由于退变因素，如椎间盘突出、颈椎不稳、椎间孔变小、小关节增生，尤其是颈椎不稳刺激或压迫颈部交感神经纤维而引起的一系列反射性交感神经症状，包括头晕、心慌、耳鸣、眼胀、胸闷、胃脘胀痛、忽冷忽热、情绪激动、易怒、失眠等，症状的诱发多与长期低头、伏案工作、劳累关系密切。

（5）椎动脉型颈椎病：主要表现为眩晕，其特点是转动颈椎时出现症状，严重时甚至有突然晕倒的可能性。若颈椎转回中立位置后，椎动脉恢复通畅，患者立即能清醒。该类型颈椎病是由于钩椎关节增生、退变等因素或由此引起的颈椎节段性不稳定，致使椎动脉遭受压迫或刺激，使椎动脉狭窄、折曲或痉挛，造成椎基底动脉供血不全而引发头晕等一系列症状。

（6）食管型颈椎病：颈椎的骨质增生，向前方突起，刺激食管，导致颈前的不适，有可能表现为异物感，吞咽时明显。临床较少见。

3. 我这么年轻，为什么会得颈椎病

一般来说，颈椎病是由自然退变与慢性劳损引起的。颈椎本身就存在自然劳损，随着年龄的增长而逐渐退变，进而发生退行性增生和椎管狭窄。因此，在过去其往往会被认为是老年病。

然而，随着现代社会的发展，大家的生活、工作方式发生了较大变化，手机、平板电脑等电子产品成为重要的工作及娱乐工具，且长期低头伏案工作者或长期使用电脑者增多，低头动作使颈椎承受更多的力，大大加重了颈椎的慢性劳损。再加上作息不规律，睡眠减少使自我修复的机会减少，导致不少年轻人的颈椎退变进程加重、加快，很多人都出现“年纪轻轻，颈椎已老”的情况。

除此之外，颈椎病还与感受风寒有关，风寒会引起肌肉痉挛、血运障碍，诱发颈椎病，如夏天在办公室，空调对着工位

直吹，颈椎受寒则会引发不适。

另一方面，外伤也是颈椎病重要且直接的致病因素，如跌倒时颈部受伤，车祸中的挥鞭伤，极限运动中颈部的快速运动，或过大负荷动作等让颈部的椎间盘和关节、骨骼和韧带等出现损伤，从而落下病根。

4. 颈部咔咔响，是颈椎病吗

大部分人追完剧起身伸个懒腰，久坐办公后扭扭头，常常都能听到颈部发出响声。

然而，这就代表着患上颈椎病，需要赶紧就医吗?

还真不一定!

如果人长时间维持同一姿势，如在电脑前久坐办公、长时间低头看手机、窝在沙发上长时间追剧、低头切菜、擦洗等，之后突然快速转动颈部，听到颈部咔咔响，但过后没有任何疼痛等其他症状。此时出现的响声，大多数是生理性的，这是因为颈椎小关节在静止一段时间后突然受到牵拉，关节滑液中的气体往关节腔内快速扩散时产生震动，跟我们压手指发出声响的原理类似。当肌肉、韧带、肌腱等软组织处于过度紧绷的状态，这些组织在关节表面滑动时同样会发出响声。

而对于中老年人群来说，即便没有长时间维持同一姿势，转动颈部偶尔出现无伴随症状的响声也属于正常现象。随着年龄增长，颈椎会逐渐退化，中老年人群颈椎小关节突、钩椎关节等增生以及韧带退变、钙化等情况增加，因此，大家在转动颈部的时候，会因为关节之间摩擦力变大，或牵拉失去弹性的韧带，从而咔咔响。

所以，以上两种情况下出现的颈部咔咔响，不属于颈椎病的范畴，不必过于忧心。

但如果响声过后出现疼痛、颈部无法转动，这可能是颈部急性扭挫伤。若症状不严重，尚可忍受，则可尝试自我按摩、热敷等方法居家自行缓解。如果响声后疼痛、手麻等症状明显，影响日常生活，且大家尝试了居家颈痛救急措施，依然不见效，则建议尽快前往医院，寻求专业医生的帮助。除此之外，大家若曾有颈椎病病史，扭动颈部时，咔咔响的同时还出现了手麻、颈部活动受限、颈痛等情况，这可能是疾病复发的信号，同样建议尽快前往医院复诊，重新评估颈椎情况。

除了是否伴随疼痛等其他症状外，我们还需要关注这种响声是否持续，不同的响声可能代表颈椎的劳损程度不同。

如果人长时间维持同一姿势，如前述的久坐办公、玩手机等，活动颈部出现一过性弹响，没有伴随疼痛，尚不属于颈椎病范畴，但也反映了颈椎正处于过度负荷的状态下。如果不及时加以养护，则有可能进一步发展成颈椎病。因此，大家在后续生活中要注意调整姿势、定期休息，减轻颈椎负荷。

如果人在某一特定体位下，会持续诱发弹响，表现为捻沙样声音，则可能是颈部的小关节已经有了一定程度的退变磨损。对于这种情况，除了遵循上一条所述的调整姿势、定期休息以外，还需要给予更多的关注，做好防寒保暖、坚持锻炼等养护工作。如果还伴随疼痛、手麻等其他症状，建议前往医院诊查，找到病因，从源头进行改变，避免退变进一步加重。

颈部长期在转动时咔咔响，无论伴不伴有疼痛、麻木等不适，都是颈椎过劳，颈部处在超负荷状态下对我们发出了抗议，提醒我们要开始关注与养护颈椎。

5. 椎间盘突出是颈椎病吗

颈椎的椎间盘外围是纤维环，具有较好的韧性和弹性。纤维如橡胶，受到过大的压力会破裂，使用时间过长会老化，而老化的纤维环受到压应力加扭转应力时，更容易出现破裂，导致椎间盘突出。

不少人在自己的颈椎检查报告单上看过“椎间盘突出”几个字，这意味着颈椎已经出现病理改变，但存在着病理改变，并不代表会出现症状。只要自身的代偿能力能够与病变维持平衡，就能与突出的椎间盘和平共处，不算作疾病。

一般来说，急性椎间盘突出通常伴有急性疼痛。而慢性椎间盘突出，可能没有疼痛。椎间盘突出后，可能压迫神经或脊髓，出现相应的症状和体征，但也可能压迫的程度轻，或虽然压迫神经但是没有达到发病状态，这都不算是病，只是已经形成了“病根”，需要做好护养即可。

6. 颈部不舒服就是颈椎病吗

皮肤、肌筋膜的张力增加就可以引起颈部不适或疼痛。而小关节错位，还可能引起关节僵硬、颈部活动受限。除了上述一些轻的病因外，还有颈椎关节错位、感染、肿瘤等可能。因此，当人出现颈部不适时，应考虑颈椎出问题了，必要时应及时到医院进行诊查处理。

7. 颈椎病都是骨头的问题吗

骨头的问题如骨质增生、小关节错位等，只是导致颈椎病的一个诱因。除此之外，还有许多原因如椎间盘、韧带、肌肉等出现问题。

以肌肉为例，肌肉出现问题也是颈椎病重要的原因。肌肉不仅是颈部活动的动力来源，也是颈椎稳定的重要结构。颈部肌肉长时间紧张、痉挛，或者萎缩乏力，或者明显的左右不对称，均可导致颈椎受力失衡，加快颈椎结构的退变，或使颈部更容易受到外力和风寒湿邪的侵袭，导致颈椎病发作。平时，颈部的肌肉对颈椎有保护作用，肌肉的问题，不仅可能直接出现疼痛和僵硬，还是颈椎病的起因之一和长期并存的问题。

8. X 线片检查没问题，为什么颈部还会痛

颈椎拍 X 线片并不能看到颈椎的所有病变状态。

如果只拍摄普通 X 线片，未发现异常，但颈部还是痛，可能存在颈部肌肉劳损或韧带劳损，也可能是外伤，或者是局部慢性炎症，这些都可以引起疼痛，但是在 X 线片上并不会显示问题。与此同时，如果存在神经病变，如颈椎病、颈椎间盘突出，甚至颈脊髓 / 神经的外伤和变性，也难以在普通 X 线片上显示，只有颈椎核磁共振成像才能够显示。

就算加拍了磁共振成像，也不能保证每个病灶在磁共振成像上有清晰的显示，如果存在肌肉、韧带劳损等问题，磁共振成像结果显示正常，颈部依旧会疼痛。

9. 经常胸闷跟颈椎病有关吗

颈椎病刺激交感神经时，可能引起胸闷的症状，尤其是下颈段如颈 6/ 颈 7 和颈 7/ 胸 1 节段发病，可引起胸闷和心律失常。

这种胸闷常与颈部或上肢疼痛、麻木等症状相伴随。值得注意的是，胸闷并不都由颈椎引起，有些是因胸壁的肌筋膜炎引起，有些是因心肌缺血引起，大家需要进一步到医院进行专业鉴别。

10. 颈椎病会引起心绞痛吗

交感神经可支配心脏的血管，当颈椎病导致交感神经受到

刺激或压迫，可能导致心脏的冠状动脉收缩，发生心绞痛。同样，这种心绞痛也与颈部不适和颈椎明显退变相关。如果心电图结果显示存在轻度的心肌劳损，但不存在明显的心肌缺血，即为假性心绞痛。当发生心绞痛时，需要排除心脏疾病导致的可能性后，才能考虑是否由颈椎病引起，以免造成严重后果。

11. 手麻是颈椎病导致的吗

手麻是颈椎病的常见表现之一，但手麻不一定都是由颈椎病导致的。支配手部的神经由大脑发出，经过颈部的脊髓，再从颈肩部到手臂、手掌、手指。这个过程中的任何一个环节出现问题都可能引起手麻。如颅脑病变、颈椎病、胸廓出口综合征、肘管综合征、腕管综合征、周围神经病变等，都可能发生手麻。

12. 颈椎病会导致头晕吗

头晕与颈椎病有很大的关联性，主要有以下几种可能。颈椎病或上颈椎的关节错缝会累及颈部肌群，导致颈部肌肉痉挛性收缩，肌肉的血液循环受到影响，游离出致病物质，从而引起头晕，或刺激、牵拉头部敏感组织，引起头晕、恶心；颈椎病刺激或压迫交感神经，也会发生头晕；颈椎病可使椎动脉受压迫或刺激，使椎动脉狭窄、折曲或痉挛，造成椎基底动脉供血不足，导致大脑供血不足，引起眩晕；上颈椎错位和筋膜紧张，也可能引起椎动脉受到刺激而血流变缓，引起头晕。

头晕的成因是复杂的，还与心脏疾病、脑血管疾病、代谢性疾病、血液性疾病、营养不良、耳科疾病、心理疾病等相关，需要加以鉴别。

13. 脊髓受压了，是不是很严重

脊髓受压情况是否严重，需要通过磁共振成像的结果进行判断。颈椎磁共振成像能够显示出硬膜囊腔和脊髓的形态。

当发生椎间盘向后突出，关节突关节向内侧增生或后方黄韧带肥厚时，这些改变都可能会对椎孔内的硬膜囊造成压迫，此时在磁共振成像上就能看到硬膜囊腔变形。当硬膜囊受压，脊髓未受压时，不会对内部的脊髓造成伤害，尚未到引起疾病和症状的程度。但是，当压迫物越来越大、程度越来越严重时，就可能将脊髓压扁，能通过磁共振成像看到脊髓的形态发生变化，严重时甚至可能出现脊髓变性的信号，代表脊髓已经出现了难以逆转的损伤。

脊髓受压迫的轻重，可按脊髓形态的变化来区分。

在矢状位中央层面，从前到后，可将脊髓的前后径分成 4 份。前方被压缩 1/4 以内者，为轻度；压缩在 1/4 至 1/2 者为中度；压缩在 1/2 到 3/4 者为重度；超过 3/4 者为极重度（图 7-1-1）。脊髓对于压迫本身具有一定的耐受力和修复能力。缓慢的压迫，如骨质增生、后纵韧带骨化等，轻度的脊髓压迫不会引起脊髓伤害。中度压迫者可能引起伤害，重度压迫者伤害的可能性增大，极重度压迫者多数会出现脊髓伤害。同时受压的时间越长，脊髓的耐受力越下降，脊髓受伤害的可能性也会增加。

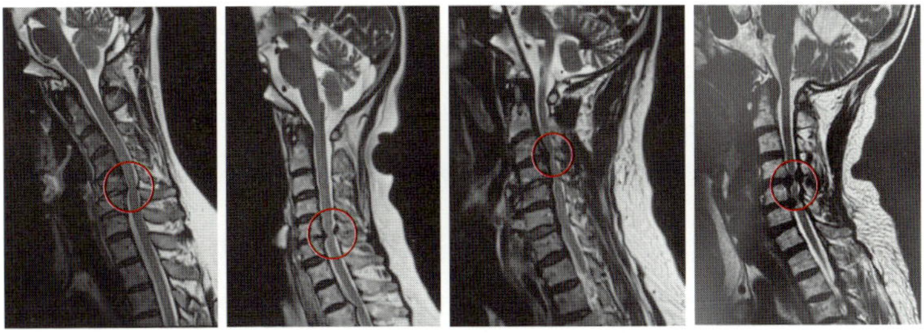

图 7-1-1　脊髓受压从轻到重形态变化

值得注意的是，脊髓受压的程度受颈椎体位的影响较明显。普通的磁共振成像，是人平卧体位颈椎近似中立位时照出来的，并不能反映患者在生活和运动时的脊髓状态。颈椎处于前屈位和后伸位时脊髓的受压会有变化。如椎管狭窄者，在后伸位时脊髓的受压会明显加重。所以，长时间仰头会加重脊髓受压，或者因跌倒、车祸等因素，受压的脊髓可受到瞬间冲击，从而导致脊髓的严重伤害。

14. 神经、脊髓受压一定会残废吗

神经和脊髓对于压迫本身具有一定的耐受力和修复能力。缓慢的、轻中度的神经根、脊髓压迫，可能长期没有临床表现，不会发病。

发病后，也不一定会残废。一般来说，神经根受压，常见表现为从颈肩部一直延伸到手臂、手指的疼痛、麻木等症状，严重的话会出现上肢力量下降和肌肉萎缩。

而脊髓受压，则表现得更严重一些，会出现手麻，扣纽扣、写字等精细操作上表现笨拙等症状，以及走不稳、走路有踩棉花感等表现，病情发展至严重阶段，甚至出现无法抓稳筷子和写字、下肢沉重、活动受限、不能行走等情况。如果因跌

倒、车祸等因素，脊髓受到瞬间冲击，可能导致脊髓出现严重伤害，存在瘫痪的可能性。

15. 脊髓压迫症是不是要手术治疗

脊髓型颈椎病，在过去的认识中，无论症状是否严重，都建议采取手术治疗，因其后续发展，有造成瘫痪的可能性，风险太大，所以建议越早处理越好。然而，随着对疾病的认识深入，学者们逐渐发现有一些轻症的脊髓型颈椎病，或者没有明显症状的脊髓压迫症，即无症状脊髓压迫，可以先观察，等出现症状后再进行处理，部分患者甚至可以终身无症状。大部分患者因养护不好，病情加重而进行手术。

轻症脊髓型颈椎病或是无症状脊髓压迫，首选的处理方式并非手术，但不手术并不代表仅观察，放任其自行进展，而是需要制订妥善的、合适的护养方案，积极地进行干预，控制颈脊髓压迫和刺激加重的情况，尽力让其向好的方向发展。三分靠治、七分靠养，在干预的过程中，能否做好颈椎的日常养护是控制压迫的关键。

16. 做了手术，颈椎病就能好吗

手术仅可解除脊髓的压迫问题，而术前已经有明显损伤的部分脊髓，术后脊髓功能修复往往需要一年及以上的时间。

另外，部分脊髓损伤，如脊髓变性则不能恢复。手术后，脊髓内部伤得轻的部分，可较快恢复，伤得重的部分恢复就慢，而已经变性的部分不可能恢复。颈脊髓和胸脊髓减压术的修复，还与脊髓的血供相关，部分患者虽然术后有所恢复，但其功能恢复不一定能达到预期，有些在恢复一段时间后有反复甚至加重的可能性，其原因复杂，机制尚不能完全明了。

17. 为什么做了手术，颈部还是痛

术后，颈椎关键的病理因素被解除，大部分神经损伤的症状可以缓解，颈椎功能也能逐渐改善。但是，颈部疼痛这个问题比较复杂。颈部疼痛可以是多种因素引起的，不一定与手术部分相关。颈椎有七节，手术仅解决了病变严重节段的问题，可能还有很多节段仍存在退变性改变，依然可以引起疼痛。

而后路单开门椎管成形术，术中会损伤颈部后方的肌肉、筋膜，椎体的后部结构也受损伤，由此可对脊髓减压。因此，术后还可能出现颈痛加重的副作用。由此可见，手术并不是一劳永逸，而是不得已而为之的选择。

18. 得了颈椎病，能不能去按摩

颈椎病患者能不能按摩，首先要看是哪一类型的颈椎病。一般来说，脊髓型颈椎病患者按摩要非常慎重，因为脊髓已经受压，按摩不当可能加重脊髓损伤。其他类型颈椎病，按摩也是要看颈椎是否存在病理变化，不可以过于随意。

其次，要看按摩的方式。按摩的方法非常多，一般按照手法，分成理筋（针对软组织），调节（针对关节错位的调整关节手法），通络（疏通经络和点穴手法），护髓（调节关节错位，改善椎管内容积，起到保护脊髓和神经根的作用）。理筋手法和通络手法，因为没有转动颈椎关节，不存在对脊髓的刺激，大部分的颈椎病患者都是可以做的。而调节手法和护髓手法，做好了对缓解神经压迫有好处，但需要操作者对患者的病情非常了解，并且有高超的手法，因此，一般情况下并不建议采用。

无论什么按摩，都存在认识和技术两方面的问题，即对疾病的认识和了解应深入而透彻以及手法应精准而轻巧，做到这两点便可避免因手法造成损伤。而对病理不了解，下手粗暴，即使是理筋手法，也可能引起损伤。

19. 做完手术后能不能按摩

颈椎病术后数月内一般不做按摩。

如果是前路的椎间盘摘除椎间固定融合术，术后三个月内，有些人佩戴颈围后，出现颈部和关节僵硬、肌肉酸痛，此时，可做颈后肌群按摩，但不做旋转和侧屈、拔伸等动作，不触动手术位置。因为其手术节段可能没有融合，固定也可能松动，仅做理筋按摩对患者有帮助，又可避免风险。鼓励患者在征得手术医生同意的情况下，定期解开颈围，保持颈部不动，自己用手按摩后侧和侧方（斜角肌后方）的肌肉，相关方法，可参照前面的开肩按摩法。

如果是前路的椎间盘摘除椎间固定融合术，患者术后数月伤口已经愈合，此时出现颈后肌肉痉挛作痛，可以采用理筋手法按摩颈后肌群。如果有上方的椎体错位明显，理筋手法不能缓解者，可在确认椎体融合的情况下，选择轻巧的调整手法。

如果是做后路的单开门椎管成形术，颈椎后方的肌肉损伤严重，早期不适合做按摩治疗。如果过了三个月，颈后肌肉酸痛，可采用热敷，或用轻手法理筋按摩。

20. 骨质疏松能不能做按摩

更年期女性，大部分都有不同程度的骨质疏松，男性也在七十岁左右存在骨质疏松。骨质疏松者可以做按摩。只是在做之前，必须明确病理因素，明确按摩的目的。一般而言，理筋手法是安全、有效的，卧位牵引也是安全、有效的，适用于骨质疏松者。但是，对于骨质疏松者，手法需更加轻巧，牵引也需要适当减轻重量，避免损伤，尤其做旋转手法时需要注意，避免引起骨折和其他并发症。

21. 突出的椎间盘可以通过按摩按回去吗

椎间盘处在身体结构的深层，位于在两个椎骨之间，椎间盘后方还有容纳神经组织的椎管，通过按摩直接把突出的椎间盘按回去是不可能的。

实际上，按摩治疗的靶点，不是促进椎间盘回去，而是通过手法治疗，放松颈部肌肉，恢复颈椎结构的有序性，从而间接减轻椎间盘所受的压力，减轻对神经的压迫，消除局部炎症，达到缓解症状的目的。

22. 落枕是怎么回事

落枕是指颈部肌肉在睡眠中因为姿势不良、枕头不合适或者受寒而引起的肌肉损伤而出现痉挛、疼痛和活动受限，也可能同时出现椎间盘突出和关节囊损伤，所以，落枕与颈椎病急性发作相伴随。

落枕后，我们可以采取前章所讲述的热敷、中渚点穴法、自我按摩等方法。热敷、点穴、按摩，按顺序进行，一般的急性颈部疼痛 2～3 天内就能迅速缓解。但是，如果 3 天后颈部还是存在明显疼痛，无法活动自如，建议及时前往正规医院就诊，不宜拖延。

同时，建议使用适合自己的枕头，并且穿着有领的睡衣，在睡眠中保护好颈椎，避免落枕的再次发生。

23. 长了富贵包，怎么办

富贵包的发生主要有两种情况，一种是单纯的脂肪增生，这种富贵包往往不会让人出现明显的不适症状，X 线片检查和医生触诊，颈椎结构无明显异常。它的出现可能与局部软组织受到反复高强度的刺激，发生无菌性炎症、水肿、机化，导致脂肪及筋膜增生等原因有关，如长期重复劳作、扛或者挑重物等，与颈椎的健康关系并不大。

另一种富贵包，则是因胸椎与颈椎交界的夹角异常形成的，即所谓的颈前探、乌龟颈，可能会出现颈痛、手发麻、头晕等不适。这类富贵包往往与患者长期对电脑工作、颈椎承受应力过大有关。长期承受较大的应力使颈胸椎交界区产生结构性变化，出现明显的后凸，附近的肌肉也因此痉挛、紧张，甚至引起炎症反应乃至组织增生，形成包块。

单纯的脂肪增生不会影响健康，但会影响个人形象。然而，一般情况下按摩、针灸等方法都难以消除。十分在意形象者，可考虑到正规医院做外科手术。不在意者，则平时注重养护颈椎，避免头颈前探导致富贵包加重。

对于颈胸夹角异常导致的富贵包，其根本原因还是因为长期低头导致的颈椎病。所以，患者应在医生的指导下，矫正头颈前探这一不良体态，多做颈肩部体操，可明显改善富贵包。

二、

颈椎病各类检查，意义不同难替代

1．触诊（医生徒手检查）很重要

颈椎病患者就诊时，第一个要做的检查项目就是体格检查。

该项目需要医生用眼睛和手对患者的身体状况作出初步诊断，包括颈部的活动、肌肉的状态、颈椎旋转和按压时有无疼痛。同时，还会对患者的上下肢力量、神经功能以及五官大体情况进行检查，以排除重大的颅脑性疾病。这样一套流程下来，医生能够获得患者较为准确的体征信息，更好地进行下一步的疾病诊疗，这是影像资料难以替代的。

通过体格检查，医生可以判断以下问题。

（1）患者的症状是否与颈部相关。

（2）颈部的肌肉等软组织是否存在问题。

（3）颈部的椎骨是否存在错位。

（4）神经或脊髓是否受损。

（5）颅脑是否存在相关疾病。

（6）主要症状是否由颈椎病引起，或虽有颈椎病，但主要症状是由其他问题所致。

（7）颈椎病的类型。

（8）还需要完善的影像学检查。

2. X 线片是基础检查

在颈椎病的检查中，X 线片检查是最为常见的一种方法。这项检查相当于利用 X 线给我们的颈部拍了一张平面影像照片。X 线会因被照射物的密度不均匀而在底片上形成黑白不同的颜色，从而反映出我们颈部的骨性结构（图 7-2-1）。

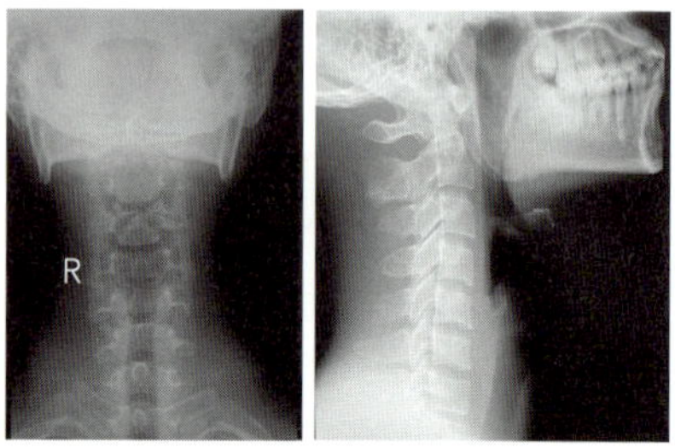

图 7-2-1　颈部 X 线片

一般情况下，X 线片主要是拍颈椎的六位片，如果有眩晕、头痛、头晕等症状的患者，还需要加拍寰枢关节张口位。通过 X 线片，医生可以获得以下信息。

（1）判断颈椎的大体形态、曲度、稳定性是否正常，有无畸形，有无失稳。

（2）判断骨性结构是否有破坏的情况。

（3）是否有骨质增生或先天畸形。

（4）椎间孔是否狭窄，有无后纵韧带骨化。

3. 磁共振成像能看到椎间盘和脊髓

磁共振成像（magnetic resonance imaging，MRI）能够利用强大的磁场，让身体中所有的水分子震动起来，从而根据震动形成的影像差异来检查组织是否存在病变（图 7-2-2）。

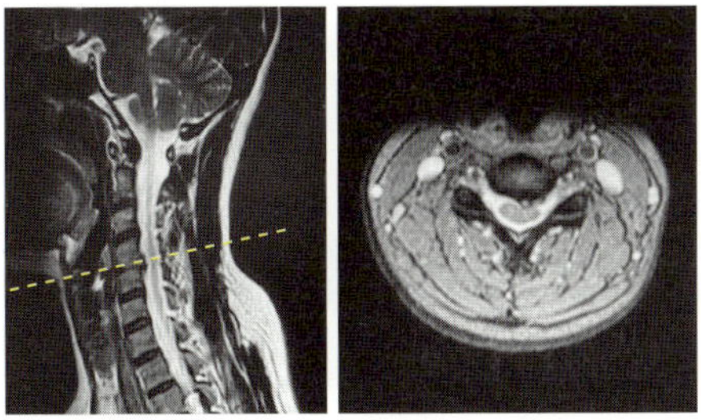

图 7-2-2　颈部 MRI

通过 MRI 检查，医生可以获得以下信息。

（1）颈椎椎管内部的神经组织，包括形态特征、是否发生损伤、是否受压、是否有水肿或者变性的情况以及是否有椎管内肿瘤、颈椎前后软组织损伤。

（2）椎间盘是否存在损伤、破裂、突出，脊髓和神经根是否受压，判断有无感染、结核、肿瘤等病变。

4. CT 检查更倾向于观察骨结构病变

在颈椎病的诊疗中，CT 检查利用 X 线对颈部进行断层扫描，从而获得颈部的断面或者立体图像（图 7-2-3）。如果说 X 线片是给颈部照了平面影像，那么 CT 检查则是在 X 线片的基础上给颈部拍了三维的影像，能够更加清晰地显示椎骨结构。与同样是三维成像的 MRI 相比，CT 更倾向于观察骨骼的病变，在怀疑有骨质破坏、后纵韧带骨化时，或是做术前评估时，都需要进一步做 CT 检查。

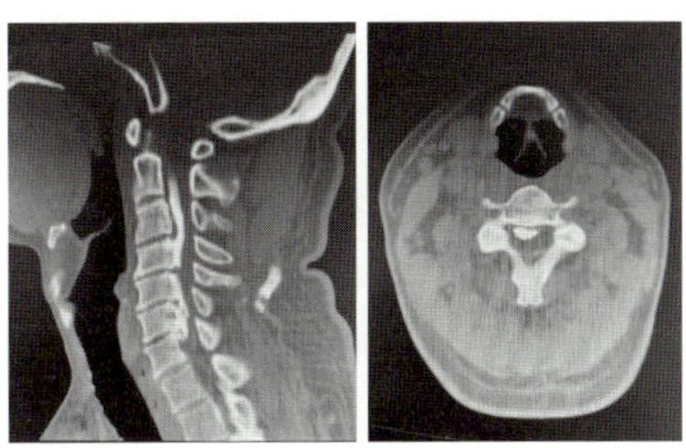

图 7-2-3　颈部 CT

三、

读懂颈椎报告单，从认识专业术语开始

1. 寰枢关节错位

寰椎和枢椎（第一和第二颈椎）的骨关节面失去正常的对合关系。寰枢椎错位的原因有多种，如先天畸形、创伤、退变、肿瘤、感染炎症等。

2. 椎间盘膨出、突出、脱出

椎间盘像果冻一样，垫在两个椎体之间，类似缓冲垫，其中央为髓核，周围是纤维环。正常的椎间盘髓核居中，纤维环结构完整。而椎间盘纤维环因不良应力或日渐退变而发生破损时，中央的髓核便会顺着裂隙向外迁移。

一般情况下，椎间盘膨出往往是一种正常变异，尤其是在儿童时期。而成年人的椎间盘膨出可能与椎间盘退变有关，也可能是轴向过度负荷或旋转运动导致韧带松弛的一种表现，需要从多个层面进行评估。

从严重程度上看，椎间盘膨出 < 椎间盘突出 < 椎间盘脱出，椎间盘膨出一般不会压迫周围神经，除少数的椎间盘内部病变外，很少引起明显症状，注重养护即可。若椎间盘膨出继续加重，纤维环破裂后，髓核从纤维环裂口处突出椎管，即为

椎间盘突出。椎间盘突出进一步加重、髓核整体掉进了椎管里，与椎间盘结构不再相连，即为椎间盘脱出。

椎间盘突出、椎间盘脱出往往导致周围神经组织受压，引起疼痛、麻木等症状。值得注意的是，病变不等于疾病，即便椎间盘发生了膨出或突出、脱出，还要结合个人的症状、体征才能明确诊断，确定治疗方案。

3. 颈椎间盘感染

颈椎间盘感染是一种脊柱感染性疾病，通常由细菌或真菌引起，导致颈椎间盘和相邻椎体的感染性炎症反应和椎间盘组织和相邻骨组织的破坏，早期在 X 线片上不容易被发现，而 MRI 则比较灵敏，可见相关的影像学表现。颈椎间盘感染的原因可能是血源性播散、手术或创伤后的直接感染、邻近组织的感染扩散等。颈椎间盘感染的主要症状是颈部疼痛、发热、神经根或脊髓受压的表现等。

4. 骨质增生

骨质增生是指骨关节在受到应力或损伤后，为了保护和修复自身的稳定性而产生的一种生理反应，导致关节处的骨骼出现异常增生。骨质增生是人体衰老的一种正常现象，也是修复关节不稳定的代偿过程。人体中负重的关节，如脊柱、膝关节，如果出现不稳定，就容易刺激关节出现骨质增生，增生使关节趋于稳定。

骨质增生在颈椎退变中很常见，一般情况下，人们在中年时期比较明显，到了老年时期便十分常见，尤其是高龄人群，增生会十分明显、严重，甚至椎体间出现融合，影响椎体的活动。

而其是否会引起不适与其位置相关，一般情况下，只有椎体后方出现骨质增生，才可能会压迫和刺激神经或脊髓，进而引起病症，带来不适。

5. 曲度变直、反弓

脊柱的生理曲度是指从人体的侧面看，脊柱呈现四个弯曲，分别是颈椎前凸、胸椎后凸、腰椎前凸和骶骨后凸。这些曲度有助于维持人体平衡，缓冲外力的冲击，保护脊髓和神经。长期低头、坐姿不良、退变性脊柱疾病导致的肌肉保护性痉挛、脊柱骨折、强直性脊柱炎、脊柱感染、脊柱肿瘤、脊柱侧弯等均可能导致脊柱曲度的改变。

曲度变直是指脊柱的弯曲度减小或消失，变成一条直线。反弓是指脊柱的弯曲度反方向改变，形成反向的弯曲。这些变化会导致脊柱的稳定性降低，椎间盘和关节受到过度压力，肌肉的形状也出现改变，由此可引起脊柱的筋骨失衡，引发疼痛、僵硬、活动受限等症状。青少年的颈椎和腰椎的曲度变直，大多数是因为体位引起的，通过多走路和运动、调整坐姿和站姿、练习体操，一般可以恢复。中老年人群的颈椎趋向僵硬，不强求恢复曲度。

6. 颈椎退行性改变

因颈椎组织结构的退变而出现的形态学改变，包括颈椎间盘膨出、椎间盘突出、黄韧带增厚、小关节软骨磨损、小关节增生、椎体增生、颈椎曲度变直、椎间隙狭窄等。这些退行性改变，代表结构的老化，老化是疾病的基础，但不是疾病，需要在一定的条件下才会发展成疾病。出现退行性改变不可怕，大家需要有正常的心态，既不可漠然不理，没有防病意识，也不必过于担心，积极健康生活，防病于未然即可。

7. 硬膜受压

硬膜是包裹脊髓的结缔组织膜。在脊髓的外周有一层软脊膜，软脊膜与硬膜间充满了脑脊液，可以保护脊髓。由于骨质或韧带增生、椎间盘突出等因素，增生物突向椎管，压迫了硬膜，称为硬膜受压。此现象在 MRI 可清楚显示。

8. 椎间隙变窄

椎间盘处于邻近椎骨之间，X 线片上椎间盘不显影，因此 X 线片在两个椎体中间就出现一个间隙，此间隙称为椎间隙，其高度就是椎间盘的高度。由于退变，椎间盘的内容物减少、萎缩，高度缓慢降低，椎间隙也缓慢变小，称为椎间隙狭窄。退变引起的椎间隙狭窄是缓慢的，椎间盘突出后，或椎间盘摘除术后半年，常可见椎间盘轻度狭窄。如果椎间盘出现化脓性感染，椎间隙可能数周内出现明显的狭窄。

9. 后纵韧带骨化

后纵韧带位于椎体和椎间盘的后方、硬膜的前方。当韧带增殖变厚，并且变化成骨质，这种现象称为后纵韧带骨化。后纵韧带骨化会导致椎管狭窄，较严重者压迫脊髓，是脊髓慢性损伤的主要原因之一。

10. 颈椎失稳、松动

颈椎椎体失稳是指椎体之间在活动过程中出现非正常活动，如上下椎体间出现大于 3mm 的前后位移，椎间盘活动的角度大于 11°，可称为颈椎失稳或颈椎松动。病因可以分为创伤性失稳和退行性失稳两种，往往容易导致颈痛、颈性头晕。